中医

对症自疗

经典妙方

主编 李 勇

副主编 刘孟宇 刘平羽 刘娅玲

江苏凤凰科学技术出版社 · 南京

图书在版编目（CIP）数据

中医经典妙方对症自疗 / 李勇主编 . — 南京 : 江苏凤凰
科学技术出版社 , 2024.4
ISBN 978-7-5713-4056-8

Ⅰ . ①中… Ⅱ . ①李… Ⅲ . ①验方 – 汇编 Ⅳ . ① R289.5

中国国家版本馆 CIP 数据核字（2024）第 027121 号

凤凰汉竹

中国健康生活图书实力品牌

中医经典妙方对症自疗

主　　　编	李　勇	
全 书 设 计	汉　竹	
责 任 编 辑	刘玉锋　黄翠香	
特 邀 编 辑	蒋静丽　黄少泉　石　秀	
责 任 校 对	仲　敏	
责 任 监 制	刘文洋	

出 版 发 行	江苏凤凰科学技术出版社
出版社地址	南京市湖南路 1 号 A 楼，邮编：210009
出版社网址	http://www.pspress.cn
印　　　刷	苏州工业园区美柯乐制版印务有限责任公司

开　　　本	720 mm×1 000 mm　1/16
印　　　张	12
字　　　数	240 000
版　　　次	2024 年 4 月第 1 版
印　　　次	2024 年 4 月第 1 次印刷

标 准 书 号	ISBN 978-7-5713-4056-8
定　　　价	29.80 元

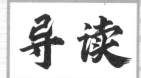

生病了是不是可以凭经验吃药?

没时间上医院,如何在家调理疾病?

想辩证调理,分不清证型怎么办?

……

中医认为,受病有浅深,使药有重轻。生病吃药,看似简单,其实有讲究。感冒、咳嗽、小病小痛,看似容易恢复,如果选药不当,也可能延误病情。中医方剂汇集千百医家智慧,配伍得当,为初学者打开方便之门。其中,补益方剂不仅可以治病,还可以用于养生保健。所以想要在家自诊自疗、调理身体,中医经典方剂就是不错的选择。

本书精选了中医经典方剂和实用家庭方,以病统方,以方为主,从常见病、男科病、妇科病到身体亚健康状态一一介绍,内容详细,实用性强。希望每位读者都能远离疾病的困扰,身体健康体质强。

用药剂量换算标准

　　关于用药剂量,为使用方便,本书统一以国际计量单位"克"来表示。本书的古今换算标准为:书中药方凡选自宋朝之前的典籍,如《伤寒论》《金匮要略》《备急千金要方》,按1两为3克进行计算;凡选自宋朝及宋朝之后的典籍,皆按1两为30克计算。关于方剂用量的具体用法在书中也有标注。

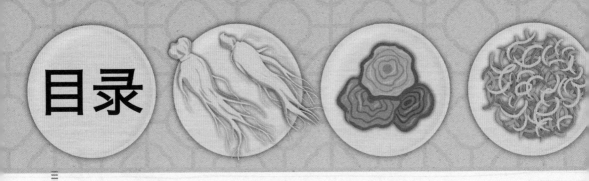

目录

第一章 快速搞懂中医方剂

第二章 经典妙方，轻松缓解常见病

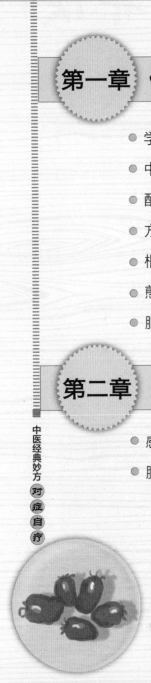

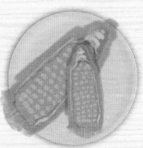
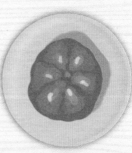
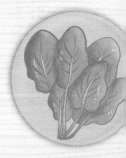

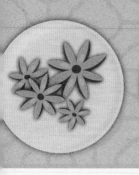 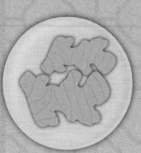 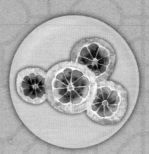 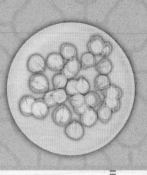

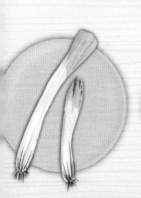 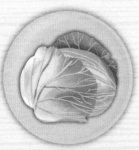 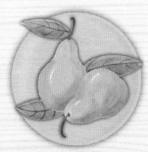 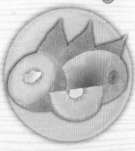

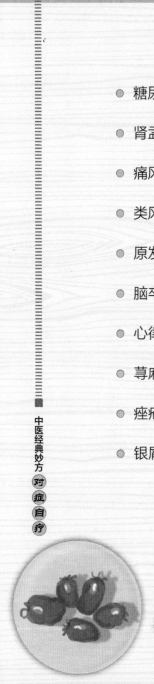

中医经典妙方 对症自疗

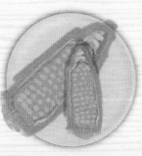

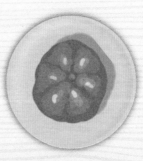

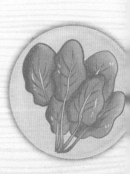

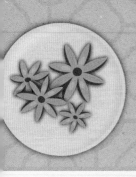
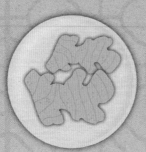
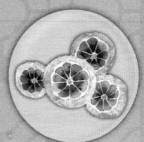
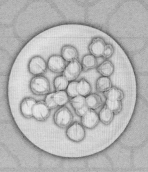

第三章 呵护女性，无炎无痛一身轻松

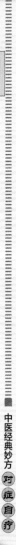

中医经典妙方 对 症 自 疗

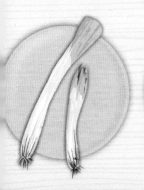
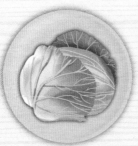
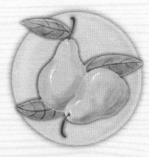
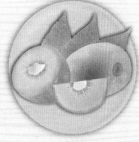

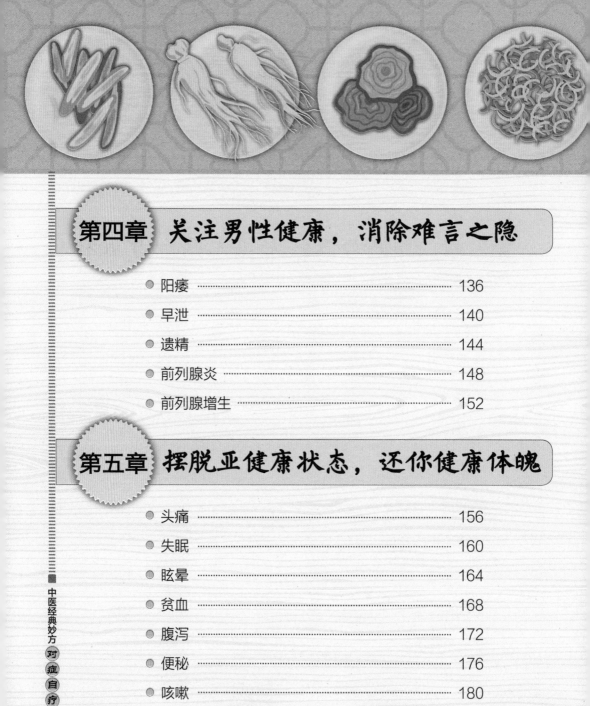

第四章 关注男性健康，消除难言之隐

第五章 摆脱亚健康状态，还你健康体魄

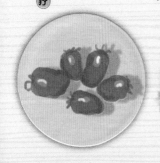
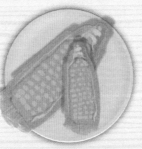
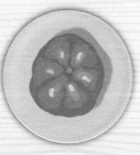
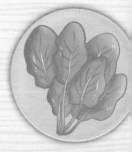

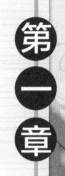

第一章

快速搞懂中医方剂

想要用对用好方剂，就要清楚方剂相关的理论知识。本章介绍了中医辨证理论，以及煎药和服药细则，重点讲解了君臣佐使的配伍用法，以及方剂的随证加减。用通俗的语言把难懂的知识分门别类地讲解清楚，方便大家随学随用。

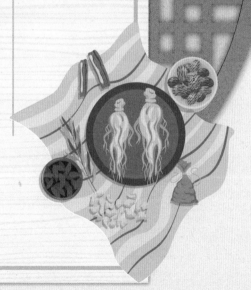

学会辨证用对方

八纲辨证是指运用阴、阳、表、里、寒、热、虚、实八纲对病位的深浅、病邪的性质和盛衰、人体正气的强弱等进行分类概括，从而为治疗疾病提供可靠依据的辨证方法。八纲辨证分为表里、寒热、虚实、阴阳四组纲领。

八纲辨证之间关系密切，阴阳为总纲，贯穿于整个辨证过程。在一些条件下，每组纲领之间还可以相互转化，如寒证化热、热证转寒、实证转虚、因虚到实，表里、寒热、虚实还常常同时并存。因此，在使用方剂之前，分清证型就显得十分重要。

表证 ▶

表证是病变部位较浅的一类病证，多指因六淫，即风、寒、暑、湿、燥、火等邪气侵犯人体浅表部位而表现出来的症候。表证的临床表现以恶寒、发热、头痛、脉浮、舌苔薄白、咳嗽、流涕、咽喉不适等较为常见。表证多见于外感病初期阶段，发病急、病程短、病位浅。因为个人体质强弱和病邪的不同，表证可以分为表热证、表寒证、表实证、表虚证。

里证 ▶

里证是病变部位较深，累及脏腑气血的一类病证。其范围较广，症状繁多，临床表现因病因不同而有所差异。里热证表现为面色潮红、身体发热；里寒证表现为面色苍白、身体发冷；里实证表现为便秘痞满、舌苔黄而厚；里虚证表现为身体疲倦无力、头晕眼花。

寒证 ▶

寒证是感受寒邪导致阳气亏虚和阴寒内盛，并以体感寒冷为主要特点的一类病证。其临床表现为恶寒喜暖、面色苍白、舌淡苔白、口淡不渴、脉沉缓无力等。寒证包括表寒证、里寒证、虚寒证、实寒证等类型。

热证 ▶

热证是因感受热邪或阴液损耗引起的，并以发热为主要特点的一类病证。其临床表现为恶热喜凉、口干咽燥、喜食冷饮、消瘦无力、小便短赤、大便干燥、脉洪或数。热证可以分为表热证、里热证、虚热证、实热证等类型。

虚证 ▶

虚证是因正气不足而产生各种虚弱症候的一类病证。虚证因阴、阳、气、血诸虚的不同，而表现为面色发黄或淡白、精神萎靡不振、全身疲倦乏力、心悸气短、肢体发冷、潮热盗汗、心情烦闷、口干咽燥等。虚证包括气虚证、血虚证、阳虚证与阴虚证四种类型。

实证 ▶

实证是邪气亢盛，正气未衰，正邪激烈斗争的一类病证。因为病因和病邪性质的不同，有多种临床表现。常见的症状有腹胀拒按、烦躁不安，甚则神昏谵语、呼吸气粗、大便秘结、小便不利或淋漓涩痛等。

阴证 ▶

症状表现为向内的、向下的、不易被发现的为阴证。不同的疾病有不一样的阴性症候。比较常见的临床表现包括精神萎靡、畏寒怕冷、身体倦怠、口淡不渴、小便清长，脉象表现为沉迟、弱、细涩等。

阳证 ▶

症状表现为向外的、向上的、容易被发现的为阳证。阳证的常见表现有面色潮红、发热、烦躁不安、呼吸气粗、大便秘结、小便短赤，脉象表现为洪、大、滑、实等。

中药的四气五味

四气五味是中药药性理论的基本内容之一。四气指药物有寒、热、温、凉四种不同的药性，又称"四性"；五味指药物有酸、苦、甘、辛、咸五种不同的药味。每味中药的气和味都不同，因而有不同的治疗作用。

四气

寒凉和温热是两组对立的药性，寒与凉、热与温之间只是程度的不同。另外还有平性，平性是指寒热偏性不甚显著，作用比较和缓的药物，其中也有微寒、微温的，但仍未超出四性的范围。

寒凉药多具清热、解毒、泻火、凉血、滋阴等作用，主治各种热证。

温热药多具温中、散寒、助阳、补火等作用，主治各种寒证。

对于有些药物，通常还标以大热、大寒、微温、微寒等词予以区别。

五味

酸味药有收敛固涩的作用，多用于治疗虚汗、泄泻等症，如山茱萸涩精敛汗、五倍子涩肠止泻。

苦味药有清泄燥湿的作用，多用于治疗热证、火证、湿证，如大黄泻热攻积、苍术燥湿健脾。

甘味药有滋补和中、调和药性及缓急止痛的作用，多用于治疗虚证、痛证，如党参补中益气、熟地黄滋阴补血。

辛味药有发散解表、行气行血的作用，多用于治疗表证和气滞血瘀证，如麻黄发汗散寒、红花祛瘀止痛。

咸味药有泻下、软坚散结的作用，多用于治疗大便燥结、瘰疬瘿瘤等症，如瓦楞子软坚散结、芒硝泻下通便。

配伍禁忌

　　配伍禁忌，就是指某些药物合用会产生或增强剧烈的毒副作用，或降低、破坏药效，因而应该避免配合应用，也即《神农本草经》所谓的"勿用相恶、相反者"。目前医药界共同认可的配伍禁忌有"十八反"和"十九畏"。

十八反

"十八反"歌诀

本草明言十八反，
半蒌贝蔹芨攻乌。
藻戟遂芫俱战草，
诸参辛芍叛藜芦。

　　十八反是指：乌头（包括川乌、草乌、附子）反半夏、瓜蒌、天花粉（瓜蒌的根）、贝母（包括浙贝母、川贝母）、白蔹、白芨；甘草反海藻、大戟（包括京大戟、红大戟）、甘遂、芫花；藜芦反诸参（包括人参、丹参、沙参、玄参等所有的参）、细辛、芍药（包括赤芍、白芍）。

十九畏

"十九畏"歌诀

硫黄原是火中精，朴硝一见便相争。
水银莫与砒霜见，狼毒最怕密陀僧。
巴豆性烈最为上，偏与牵牛不顺情。
丁香莫与郁金见，牙硝难合京三棱。
川乌草乌不顺犀，人参最怕五灵脂。
官桂善能调冷气，若逢石脂便相欺。
大凡修合看顺逆，炮爁炙煿莫相依。

　　十九畏是指：硫黄畏朴硝，水银畏砒霜，狼毒畏密陀僧，巴豆畏牵牛，丁香畏郁金，牙硝畏三棱，川乌、草乌畏犀角，人参畏五灵脂，官桂（肉桂）畏赤石脂。

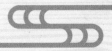

方剂中的君臣佐使

　　方剂不是把药物进行简单的堆砌，也不是单纯将药效相加，而是根据病情的需要，在辩证的基础上，按照一定的组方原则进行的，这种原则就是君臣佐使。每首方剂中的君药、臣药、佐药、使药是否齐备及具体药味的多少，当视病情和治法的需要，以及所选药物的功效而定。

君药

　　君药，即在处方中对处方的主证或主病起主要治疗作用的药物。它体现了处方的主攻方向，其药力居方中之首，是组方中不可缺少的药物。

　　一个国家，君主最重要，在中医方剂中，一般也只有一味药的药力大、分量重。有的方剂中会有两味甚至三味君药，这样配置君药就是强强联合，能增强疗效。

只有君臣佐使互相配合，才能更好地发挥药效。

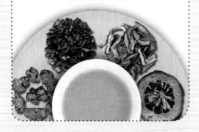

臣药

　　臣药，是辅助君药加强治疗主病或主证的药物或者治疗兼病、兼证的药物。"一个好汉三个帮"，君主的帮手就是大臣。一般臣药的种类稍多于君药，但药力以及分量轻于君药。

佐药

　　佐药，一是佐助药，用于治疗次要兼证的药物；二是佐制药，用以消除或减缓君药、臣药的毒性或烈性的药物；三是反佐药，即根据病情需要，使用与君药药性相反而又能在治疗中起相反相成作用的药物。佐药一般种类较多、分量较轻。

使药

　　有的方子中还有使药，使药就是常说的"引经药"。"两国交战，不斩来使。"在古代，国家都配有使者，专门负责两国信息的沟通和关系的协调。使药可以引药力直达病患之处，或者调和诸药。使药一般只有一至两味，分量也较轻，但是经常会起到意想不到的作用，属画龙点睛之药。

根据症状判断加减

　　运用成方时，应根据四时气候、地域差异和患者体质状况、年龄长幼以及病情变化而灵活加减，做到"师其法而不泥其方，师其方而不泥其药"。方剂的组成既有严格的原则性，又有很大的灵活性。一般在临床上常见的方剂变化主要有药味的增减、药量的增减、剂型的更换三个方面。

药味增减的变化

　　药味增减变化，是在主证未变的情况下，随着兼证的变化，加入或移去某些药物，使之更合乎治疗的需要，也叫"随证加减"。例如，麻黄汤主治风寒表实证，但是假如外感风寒所伤在肺，症见鼻塞声重、咳嗽痰多、胸闷气短、苔白、脉浮者，则宜在麻黄汤中去桂枝，加生姜水煎，组成三拗汤，使肺气宣畅。

药量增减的变化

　　药量增减变化，是指组成方剂的药物不变，但药量有了改变，因而改变了该方功用和主治的主要方面。例如，四逆汤和通脉四逆汤，两个方子都由附子、干姜、甘草（炙）三味组成，但前方中干姜、附子用量较小，主治阴盛阳微而致四肢厥逆、恶寒蜷卧、下利、脉微细的症候，有回阳救逆的功效。后方中干姜、附子用量较大，主治阴盛格阳于外而致四肢厥逆、身反不恶寒、下利清谷、脉微欲绝之症候，有回阳逐阴、通脉救逆的功用。

剂型更换的变化

　　同一方剂，由于剂型不同，其治疗作用也不相同，例如，理中丸由干姜、白术、人参、甘草等量组成，温水送服，治中焦虚寒、自下利、呕吐腹痛、舌淡苔白、脉沉迟之症候。若治阳虚气滞所致的胸痹，见心下痞闷、胸满、胁下有气上逆抢心、四肢不温、脉沉细等，则用以上四味药煎成汤剂分三次服用。这是根据病势有轻、重之异，所以一取温水送服缓治，一取汤剂急治。临床上经常将汤剂改成丸剂、散剂、膏剂，或将丸药、散方药改为汤剂，主要是取缓急不同之意。

煎药有方效果好

汤剂是非常古老并且实用的一种中药剂型。汤剂的煎法是很有讲究的，对药物的疗效有很大的影响。正如徐灵胎所说："煎药之法，最宜深讲，药之效不效，全在乎此。"

煎药工具

煎药建议用陶瓷砂锅，不仅因为陶瓷砂锅方便实用，还因为它的性质稳定，不容易与药物起化学反应，而且传热慢、受热匀，不容易煳锅。如果没有砂锅和瓦罐，用搪瓷制品或玻璃器皿代替也可以。一定不能用铁、铝等金属容器，因为铁、铝等金属容器的化学性质不稳定，容易与中药发生化学反应，影响药效甚至产生毒副作用，所以不可以用金属锅煎中药。患者如果喝了这些用金属锅煎的中药，有可能会出现恶心、呕吐等现象，使病情加重。

煎药火候

煎中药的火力按大小有文火、武火之分。文火就是小火，武火就是大火、旺火。武火的火焰大，力道猛烈，可以使温度急速上升，使药液很快沸腾，但也容易煎煳；文火的火焰较小，力道比较温和。煎药时，通常先用大火将药液烧开，再用小火慢慢地煎。一般每剂药煎煮两次。第一煎用大火将浸泡好的药煮沸后，改用中小火，维持药液沸腾；第二煎加适量水（没过药面即可），火候同第一煎。煎时最好加盖，煎药时注意不要频频打开锅盖，否则气味易散失，药效可能降低。

药物煮沸后开始计算时间：一般药物第一煎20~30分钟，第二煎15~25分钟；滋补及质地坚实的药物第一煎40~60分钟，第二煎30分钟左右；解表、理气及质地轻松、芳香的药物第一煎6~15分钟，第二煎5~10分钟。药液煎取量需依患者的病情、年龄等具体情况决定，一般成人量200~300毫升，儿童量为成人的1/4~1/2，即50~150毫升。

煎药用水

煎中药通常只需要水质干净就可以，井水、自来水皆可。个别药物在煎煮时，医师可能要求"水酒各半"，一般是指一半水、一半黄酒。加水量要把握好，不同药剂的加水量不一样。水少了可能不够，煎煮不出药物中的有效成分；水多了不仅耽误时间，还会使汤液的浓度降低，同样会影响疗效。煎煮中药的加水量是根据药物的性能、具体服用要求、药物的大小以及药物的多少来定的。煎药前用冷水充分浸泡 20~30 分钟，使药物完全被水渗透，便于有效成分的溶解；然后加水煎煮，水量通常为药物的 5~10 倍，或者加到高出药面 2~3 厘米。如果医师有具体要求，应遵医嘱。

煎药方法

由于药物的质地不同，煎药的方法、程序也各有不同。对一些性质特别的药物，根据病情需特殊煎煮的，医师一般都会在处方上注明，负责调配处方的药师也会特别嘱咐患者，并予以单包，主要有以下几种类型。

先煎 矿石类、动物角甲、贝壳类药物、有毒类药物，如石膏、龟甲、乌头等，因其质地坚硬、有效成分不易煎出或具有毒性等原因，需在煎煮其他药物之前砸碎，提前煎煮 30 分钟。

后下 含有挥发性成分的，如薄荷、青蒿、藿香、荆芥等药，还有不宜长时间煎煮的，如钩藤、杏仁、熟地黄等药，应该在其他药物煎好前 10~15 分钟再放入锅内煎煮。

包煎 一些花粉、种子类，如松花粉、蒲黄、葶苈子等；质地较轻、体积小的颗粒种子，如车前子等；含细小绒毛的，如旋覆花等。这些药物煎煮前需用纱布包好再与其他药物同时煎煮。

烊化 某些胶质或黏性较大且易溶的药物，如阿胶、鹿角胶、饴糖等，先放入水中使其溶化，再倒入已去渣的药液中微煮，或趁热搅拌使之溶解。

溶化 芒硝、玄明粉等易溶化的药物可加到煎好的药液中使之溶化。

另煎兑入 人参、西洋参、鹿茸、冬虫夏草、灵芝等贵重药物可以另行煎煮，汁液直接兑入其他药液中，搅拌均匀再服用。

冲服 牛黄粉、三七粉、麝香等可直接用药汤冲服。

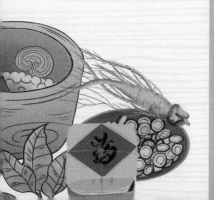

服药的讲究

服用中药能否奏效，除了处方是否对证，还要讲究服药的时间。因为在不同的时间服药，药物疗效会有很大差异。所以合理选择服药时间，才能发挥中药的最佳疗效。另外，服药的次数和方法也会影响到药物的疗效。

服药时间

清晨服药：清晨空腹宜服用具有滋补作用，尤其是滋补肾阳的药物，以有利于滋补药物的充分吸收；治疗四肢血脉病的药物也宜清晨空腹服用，可使药物迅速进入胃肠，并以较高的浓度而迅速发挥药效；利水渗湿药、催吐药均宜在清晨空腹服用。

上午服药：上午宜服用益气升阳药、发汗解表透邪药。李东垣认为，"午前为阳之分，当发汗；午后阴之分，不当发汗"，他还强调益气升阳药应在午前服用。罗天益进一步提出，益气升阳药之所以在午前服用，乃"使人阳气易达故也"。

下午服药：下午或入夜宜服用泻下药（如大承气汤）。李东垣认为："泻下药乃当日巳午之后，为阴之分时下之。"其他医家亦都认定泻下药不宜在午前服用。

服药次数

一般来说，中药汤剂通常每天口服2次（上午9~10点，下午3~4点，服用吸收效果较好）。但急性重病则不拘时间、次数，应根据医嘱，尽快服药或频服，有的甚至可每隔1~2小时服1次，或每隔4小时左右服1次，夜晚也不停止，以使药力持续，有利于更快地缓解症状、减轻病情。慢性病一般则要按时服药。

服药方法

服用方法分热服、温服、冷服3种。一般而言，发汗解表药和温补药宜温服；祛寒药、治疗关节痛和溃疡病的药宜热服；清热解毒药宜冷服。

第二章

经典妙方，
轻松缓解常见病

在现代社会，受环境、生活习惯等各种因素的影响，人的体质变得越来越差，稍微不注意就可能生病。有的人小病不断、容易反复，有的人持续遭受慢性病的折磨。

所谓『久病成医』，经常生病的人对自己的病情比较熟悉，大概知道自己吃什么药有效，但是缺乏一些专业、系统的知识指导。本章主要介绍了一些经典中药方剂和实用家庭方，无论是小病小痛，还是慢性病，都可以根据病情随证加减，指导用药，非常适合在家调理，自查自疗。

感冒

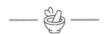

　　感冒是常见的呼吸系统疾病，在中医看来，感冒是感受寒邪或非时之气，感受风邪或暑热，或凉燥及温燥所致。其病位主要在肺卫，一般以实证多见。若虚体感邪，则为本虚标实之证。

　　风寒型多表现为恶寒重、发热轻，无汗，头痛，肢节酸痛，鼻塞、流清涕，舌苔薄白而润。风热型多表现为发热重、恶寒轻，汗出不畅，口渴，咽痛，咳嗽，流浊涕，舌苔薄白而微黄。暑湿型多表现为发热、恶微风，汗少，肢节酸重或疼痛，头痛头胀，鼻流浊涕，舌苔薄而黄腻。

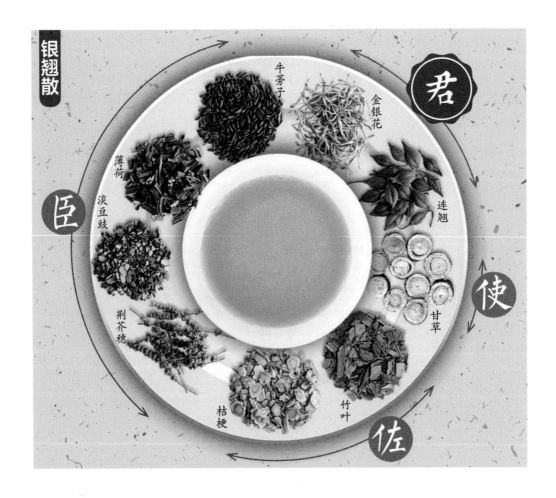

经典中药方

风寒型宜辛温解表；风热型宜辛凉解表；暑湿型宜清暑祛湿。

- **君：** 荆芥、羌活、防风，辛温解表、发散风寒。
- **臣：** 柴胡，加强解表之功。
- **佐：** 独活，祛风除湿；川芎，活血祛风；前胡、桔梗，宣畅肺气；枳壳，理气宽中；茯苓，利湿。
- **使：** 甘草，调和诸药、缓急止咳。

荆防败毒散加减

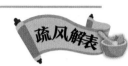
疏风解表

组方用法 荆芥、防风、羌活、独活、柴胡、茯苓、前胡、枳壳、川芎、桔梗各4.5克，甘草1.5克。水煎服，每日1剂，分2次服用。适用于风寒型。出自《摄生众妙方》。

随证加减 表寒重，加麻黄、桂枝；鼻塞流涕重，加辛夷、苍耳子；头痛甚，加白芷、川芎。

- **君：** 金银花、连翘，透泄散邪、清热解毒。
- **臣：** 薄荷、牛蒡子，散风解热；荆芥穗、淡豆豉，解表散邪。
- **佐：** 桔梗，止咳利咽；竹叶，清热解毒。
- **使：** 甘草，调和诸药。

银翘散加减

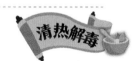
清热解毒

组方用法 金银花、连翘各30克，牛蒡子、薄荷、桔梗各18克，淡豆豉、生甘草各15克，竹叶、荆芥穗各12克。上杵为散，每次服18克，鲜苇根汤煎后加入捣好的散剂煮沸，香气大出，即取服。适用于风热型。出自《温病条辨》。

随证加减 胸膈闷，加藿香、郁金；项肿、咽痛，加马勃、玄参；出血，减荆芥、淡豆豉，加白茅根、侧柏炭、栀子炭。

- **君：** 香薷，宣化湿邪。
- **臣：** 金银花、扁豆花，清暑渗湿。
- **佐：** 连翘，宣透暑热；厚朴，燥湿消痰。

新加香薷饮加减

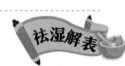
祛湿解表

组方用法 金银花、扁豆花各9克，连翘、香薷、厚朴各6克。水5杯，煮取2杯，先服1杯，得汗，止后服；不汗再服，服尽不汗，更作服。适用于暑湿型。出自《温病条辨》。

随证加减 暑热偏盛，加栀子、黄芩、青蒿；湿困卫表，加藿香、佩兰。

实用家庭方

在流感流行季节，应该积极预防和治疗感冒。在冬春交替之际，特别要注意防寒保暖，避免贪凉露宿。此外，应该加强锻炼，增强体质，以抵御外邪入侵。发热患者，需要适当休息，饮食方面应保持清淡。

生姜糖水

材料

生姜 10~30 克。

做法

将生姜捣烂，加适量红糖，水煎煮。趁热服，服后盖被待微汗出。

功效

发汗解表，适用于风寒型。

萝卜葱白汤

材料

白萝卜 1 根，葱白6 根。

做法

白萝卜洗净，切丝；葱白、生姜切丝。用 3 碗水先将白萝卜煮熟，再放葱白、生姜煮至 1 碗汤，连渣一起服用。

功效

宣肺解表、化痰止咳，适用于风寒型。

紫苏饮

材料

紫苏叶 9~15 克。

做法

水煎服。

功效

发散风寒，适用于风寒型。

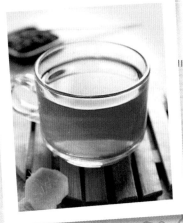

生姜糖水是一款祛寒暖胃的家庭常用方。

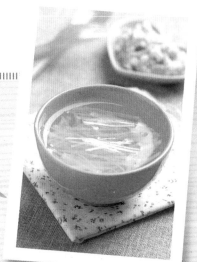

葱白可以发汗散热。

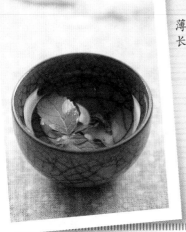

薄荷茶不能长期饮用。

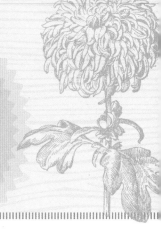

饮食宜忌

感冒期间应多食**新鲜蔬菜和水果**，如苹果、梨等；多食富含优质**蛋白质**的食物，或清淡易消化的**流质饮食**，增强身体抵抗力。忌油腻、刺激性食物，忌烟忌酒。

菊花茶

材料

菊花6~10克。

做法

菊花用沸水冲泡，代茶饮。

功效

辛凉解表，适用于风热型。

薄荷茶

材料

薄荷2克，茶叶5克。

做法

薄荷和茶叶用沸水冲泡，频饮。

功效

疏风解热，适用于风热型。

绿豆饮

材料

绿豆100克。

做法

绿豆洗净后入锅，水煎至豆烂，加适量白糖调匀。随时饮用。

功效

清热解暑，适用于暑湿型。

便捷中成药

其他常用药

风寒型	风热型	暑湿型
风寒感冒颗粒 感冒清热颗粒	抗病毒颗粒 双黄连口服液	藿香正气软胶囊 藿香祛暑软胶囊

玉屏风颗粒
羚羊感冒片
羚翘解毒片

肺炎

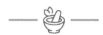

中医认为，肺炎是由于自身正气不足，外加感受外邪而致。感受温热之邪会直接灼肺伤津，炼液成痰，痰热交阻于气道而致本病；感受寒邪，日久郁而化热，热蕴于肺而致本病。临床常见发热、畏寒、胸痛、咳嗽。

风热袭肺型多表现为恶寒、发热，全身酸痛，痰白或微黄，舌边红、苔薄白或黄，脉浮数。邪热壅肺型多表现为身热汗出，咳嗽、咳黄稠痰或铁锈色痰或带血丝，伴有胸闷，呼吸急促，舌干苔黄，脉洪大或滑数等。气阴两亏、痰热未清型多表现为低热，自汗出，手足心热，神疲纳呆，舌红苔薄，脉细数。

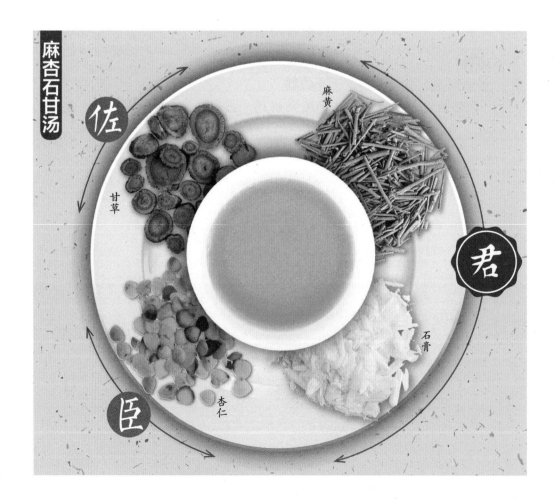

麻杏石甘汤

佐　甘草

君　石膏

臣　杏仁

麻黄

经典中药方

风热袭肺型宜辛凉解表、清热化痰；邪热壅肺型宜清肺解毒、宣肺化痰；气阴两亏、痰热未清型，宜益气养阴、润肺化痰。

- **君：** 桑叶，清宣燥热；杏仁，宣利肺气。
- **臣：** 淡豆豉，清热除烦；浙贝母，清化热痰；沙参，止咳化痰。
- **佐：** 栀皮，清泄肺热；梨皮，清热润燥、止咳化痰。

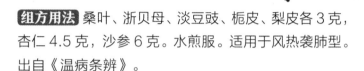

桑杏汤加减

组方用法 桑叶、浙贝母、淡豆豉、栀皮、梨皮各3克，杏仁4.5克，沙参6克。水煎服。适用于风热袭肺型。出自《温病条辨》。

随证加减 温燥伤肺，表热不甚，减淡豆豉、栀皮，加玉竹、天花粉；热伤肺络而咯血，减淡豆豉，加白茅根、茜草炭、白及。

- **君：** 麻黄，宣肺解表；石膏，清热生津。
- **臣：** 杏仁，止咳平喘。
- **佐：** 甘草，顾护胃气。

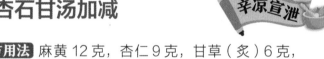

麻杏石甘汤加减

组方用法 麻黄12克，杏仁9克，甘草（炙）6克，石膏24克。水煎服。适用于邪热壅肺型。出自《伤寒论》。

随证加减 痰多、色黄明显，加贝母、胆南星、黄芩；气喘明显，加桑白皮、款冬花、贝母；咳嗽明显，加桔梗、百部。

- **君：** 竹叶、石膏，清热除烦。
- **臣：** 人参、麦冬，益气养阴。
- **佐：** 半夏，降逆止呕。
- **使：** 甘草、粳米，调养胃气。

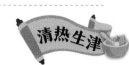

竹叶石膏汤加减

组方用法 竹叶20克，石膏48克，半夏12克，麦冬24克，人参、甘草各6克，粳米12克。水煎至米熟，温服，每日3次。适用于气阴两亏、痰热未清型。出自《伤寒论》。

随证加减 胃阴不足、胃火上逆、口舌糜烂，加石斛、天花粉；胃火炽盛、消谷善饥、舌红脉数，加知母、天花粉。

实用家庭方

肺炎患者在饮食上要注意食物多样性，清淡饮食，少吃高盐和油炸食品，食不过量，控制总能量摄入的同时注意保持能量平衡。养成天天运动的好习惯，减少久坐时间，保持健康体重。

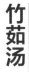

竹茹汤

材料

竹茹9克。

做法

竹茹洗净后入锅，煎取汁液。饮时去竹茹即可。

功效

清热化痰、止咳，适用于邪热壅肺型。

凉拌鱼腥草

材料

鱼腥草150克。

做法

鱼腥草择洗干净，放入盘中，加入姜丝、蒜末、葱白、香油、食醋、酱油、盐适量拌匀即可。

功效

清热解毒、滋阴润肺，适用于风热袭肺型。

竹沥

材料

青竹适量。

做法

青竹置于炭火上烘烤，从无节的一端流出的即为竹沥。每次饮10~20毫升，每日2次。

功效

清肺降火，适用于邪热壅肺型。

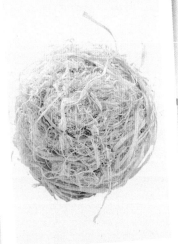

竹茹性微寒，为治痰热咳嗽之良药。

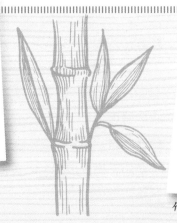

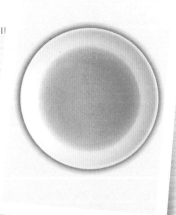

竹沥性大寒，多用于热病有痰。

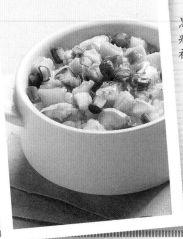

黑鱼粥很适合
病后体虚者滋
补身体。

重点食材

蒲公英是常见的凉性
中药，有**清热解毒、清肺
祛痰、抑菌**的作用。可用
于缓解感冒发热、急性扁
桃体炎、肺炎等。蒲公英
可生吃、炒食、做汤。

蒲公英丸

材料

鸡蛋 1 个，面粉、
蒲公英各适量。

做法

蒲公英洗净、捣
碎；鸡蛋打散在
碗内。将蒲公英
碎、面粉、蛋液
放入盆中，做成
丸，大小如花生
米，蒸熟。每日
3 次，每次 2 丸。

功效

清热解毒，适用
于风热袭肺型。

银耳鸡蛋羹

材料

银耳 30 克，鸡蛋 2 个。

做法

银耳泡发，洗净；鸡
蛋打散在碗内。银耳
与冰糖同入碗中。隔
水炖 30~60 分钟。每
天早晨空腹服食 1 次，
可常服。

功效

滋阴润肺，适用于气
阴两亏、痰热未清型。

黑鱼粥

材料

黑鱼 1 条，粳米 150 克。

做法

将黑鱼洗净，切块；粳
米淘洗干净。在锅内加
入适量水，接着放入黑
鱼块、姜丝、料酒、粳
米一同煮粥，粥熟后加
入盐、葱花调味即可。

功效

滋阴润燥、补益气血，
有助于肺炎恢复期调理
身体。

便捷中成药

其他常用药

风热袭肺型	邪热壅肺型	气阴两亏、痰热未清型
感咳双清胶囊 双黄连口服液 复方鱼腥草片	复方鲜竹沥液 连花清瘟胶囊 清气化痰丸	黄芪生脉饮 丹溪玉屏风颗粒 养阴清肺口服液

羚羊清肺丸

支气管炎

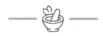

支气管炎包括急性支气管炎和慢性支气管炎，多因受到细菌、病毒感染或过敏反应等所致。急性支气管炎如果迁延不愈或者反复发作可演变成慢性支气管炎。急性支气管炎多为外感暴咳，为实证；慢性支气管炎多属内伤久咳，为虚证。

风寒束肺型临床常见咳嗽有痰，痰色白、痰质稀薄，伴有咽痒，鼻塞流涕，发热，头痛身楚，畏寒，舌质淡苔薄白，脉浮等症。风热犯肺型临床常见咳嗽气粗、咳痰不爽，痰稠或稠黄，伴有流黄涕，头痛肢楚，发热，舌苔薄黄，脉浮数或浮滑。寒痰蕴肺型临床常见咳嗽反复发作，痰多、色白且浓稠，伴有胸闷脘痞，纳差腹胀，舌苔白腻，脉弦滑或濡滑。

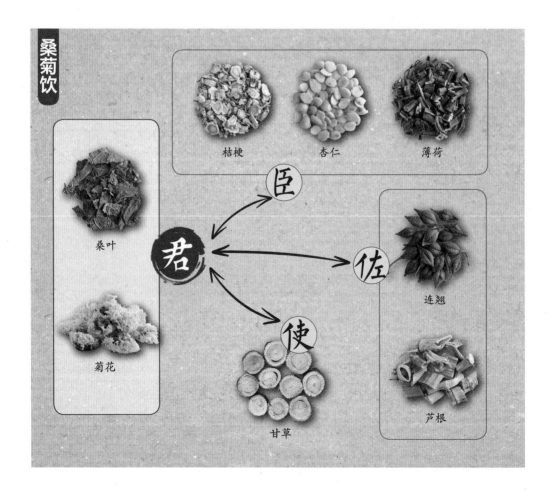

桑菊饮

桔梗　杏仁　薄荷

桑叶

菊花

君

臣

佐

使

连翘

芦根

甘草

经典中药方

风寒束肺型宜祛风散寒、宣肺化痰；风热犯肺型宜疏风清热、宣肺化痰；寒痰蕴肺型宜温化寒痰。

- **君**：麻黄，宣肺平喘。
- **臣**：杏仁，止咳化痰。
- **佐**：甘草，清热解毒。
- **使**：甘草，调和诸药。

三拗汤加减

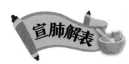
宣肺解表

组方用法 麻黄、杏仁、甘草各 30 克。①另加生姜 5 片。水煎，每次服 15 克。适用于风寒束肺型。出自《太平惠民和剂局方》。

随证加减 感受风寒及形寒肢冷，加荆芥（不去梗）、桔梗（蜜炙）。

- **君**：桑叶、菊花，疏散上焦风热。
- **臣**：薄荷，消风散热；杏仁，肃降肺气；桔梗，开宣肺气。
- **佐**：连翘，透邪解毒；芦根，清热生津而止渴。
- **使**：甘草，调和诸药。

桑菊饮加减

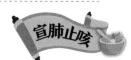
宣肺止咳

组方用法 桑叶 7.5 克，菊花 3 克，杏仁、芦根、桔梗各 6 克，连翘 4.5 克，薄荷、生甘草各 2.4 克。水煎服，每日 2 次。适用于风热犯肺型。出自《温病条辨》。

随证加减 肺热甚，加黄芩；口渴甚，加天花粉；咳痰黄稠，咯吐不爽，加瓜蒌、黄芩、桑白皮、浙贝母。

- **君**：麻黄，宣发肺气；桂枝，化气行水。
- **臣**：干姜、细辛，温肺化饮、解表祛邪。
- **佐**：半夏，燥湿化痰、和胃降逆；五味子，敛肺止咳；白芍，敛阴养血；甘草，益气和中。
- **使**：甘草，调和诸药。

小青龙汤加减

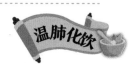
温肺化饮

组方用法 麻黄（去节）、白芍、细辛、干姜、甘草（炙）、桂枝（去皮）各 9 克，半夏、五味子各 12 克。水煎服。适用于寒痰蕴肺型。出自《伤寒论》。

随证加减 表寒轻，减桂枝，麻黄改为麻黄（炙）；喉中痰鸣，加杏仁、射干、款冬花；鼻塞、涕多，加辛夷、苍耳子；兼水肿，加茯苓、猪苓。

---

①原书未著用量，按现代用法酌取。

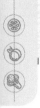

实用家庭方

支气管炎患者平时要注意保持卫生，加强防护。饮食宜清淡，注意营养均衡，建议补充足够的优质蛋白质、维生素。注意忌海鲜、烟、酒、油腻、辛辣等刺激、易引发咳嗽的食物。

款冬花茶

材料

款冬花 10 克。

做法

款冬花用开水冲泡即可。

功效

化痰止咳，适用于风寒束肺型。

罗汉果茶

材料

罗汉果 20 克。

做法

罗汉果用开水冲泡代茶饮用。

功效

清肺利咽、化痰止咳，适用于风热犯肺型。

陈皮饮

材料

陈皮 15 克。

做法

水煎代茶饮。

功效

理气健脾、燥湿化痰，适用于寒痰蕴肺型。

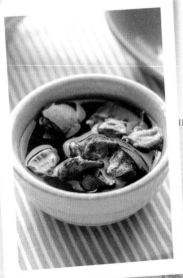

罗汉果清热解毒，可以缓解热毒导致的咽痛、肠燥便秘等病症。

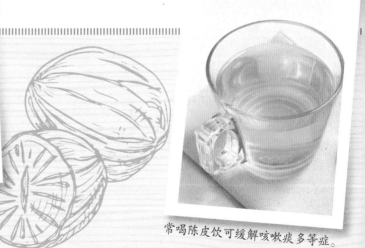

常喝陈皮饮可缓解咳嗽痰多等症。

百合和梨可清热润肺，莲子可止咳化痰。

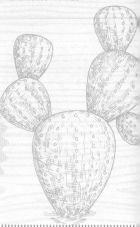

生活养护

寒冷常为慢性支气管炎发作的主要诱因，气候寒冷时要注意做好**保暖**措施，尤其是**头部和颈部**。平时要加强**锻炼**，有助于**改善心肺**功能。

干姜糖

材料

干姜 90 克，饴糖 500 毫升。

做法

干姜研末，用饴糖拌匀，炖熟。每日 3 次，临睡前加服 1 次，每次服 1~2 匙，含化咽津。

功效

温肺散寒、化痰止咳，适用于寒痰蕴肺型。

雪梨百合莲子汤

材料

雪梨 2 个，百合、莲子各适量。

做法

先将锅中水烧开，放入冰糖和百合，小火熬煮 20 分钟，再加入雪梨和莲子，用小火煮 5 分钟即可。

功效

清热润肺、止咳化痰，适用于风热犯肺型。

仙人掌饮

材料

仙人掌 60 克，蜂蜜适量。

做法

仙人掌去刺、去皮，捣烂绞汁，加蜂蜜，开水冲服。早晚各 1 次。

功效

疏风清热、宣肺止咳，适用于风热犯肺型。

便捷中成药

风寒束肺型

通宣理肺丸
桂龙咳喘宁胶囊

风热犯肺型

蛇胆川贝液
风热感冒颗粒

寒痰蕴肺型

小青龙颗粒
苓桂咳喘宁胶囊

其他常用药

清肺化痰丸
苏子降气丸
蛤蚧定喘胶囊

哮喘

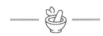

哮喘在中医属"哮病"，常反复发作，经年累月不愈，严重影响患者的身体健康。本病为宿痰内伏于肺，复感受外邪、饮食不当、情志失常或过度劳累等，引发其痰，以致痰气交阻、肺气上逆而发病。临床常见发作性喉中哮鸣、呼吸困难，甚则喘息不能平卧。

寒哮型临床常见喘憋气逆，胸膈满闷如塞，痰少咯吐不爽、色白、多泡沫，形寒怕冷，舌苔白滑，脉弦紧或浮紧。热哮型临床常见喘而气粗息涌，咳呛阵作，汗出，面赤，舌苔黄腻、质红，脉滑数或弦滑。肺脾气虚型临床常见气短声低，痰多、质稀，舌质淡、苔白，脉细弱。

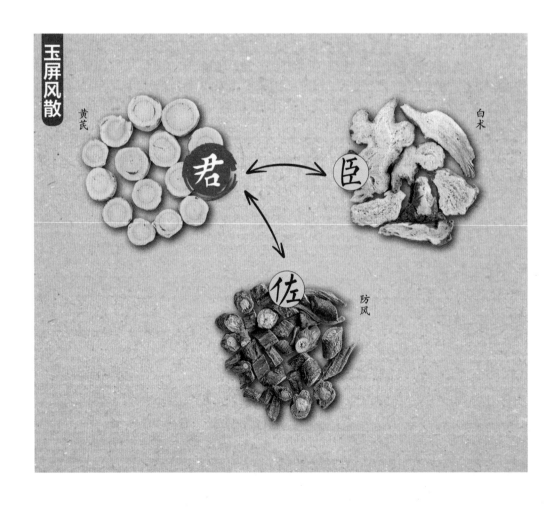

经典中药方

寒哮型宜解表散寒、清化痰热；热哮型宜清热宣肺、化痰定喘；肺脾气虚型宜健脾益气、补土生金。

- **君：** 麻黄，宣肺平喘；射干，清肺泄热。
- **臣：** 生姜，和胃降逆；细辛，温肺化饮；紫菀，定咳降逆；款冬花，开郁润肺；半夏，降逆化饮。
- **佐：** 五味子，收敛肺气；大枣，生化气血。
- **使：** 大枣，健脾安中。

射干麻黄汤加减

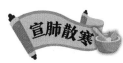

组方用法 射干、细辛、紫菀、款冬花各9克，麻黄、生姜、五味子各12克，半夏24克，大枣7枚。水煎服，每日3次。适用于寒哮型。出自《金匮要略》。

随证加减 痰涌喘逆不能平卧，加葶苈子、紫苏子、莱菔子（炒）；冷哮咳喘、背部怕冷、痰白而黏，加金沸草、椒目、生艾叶。

- **君：** 麻黄，宣肺平喘；白果，化痰定喘。
- **臣：** 黄芩，清热燥湿；桑白皮，泻肺平喘。
- **佐：** 紫苏子，降气化痰；杏仁，止咳平喘；半夏，降逆止呕；款冬花，润肺下气。
- **使：** 甘草，化痰止咳。

定喘汤加减

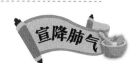

组方用法 白果（去壳，砸碎，炒黄）21枚，麻黄、款冬花、桑白皮（蜜炙）、半夏（法）各9克，紫苏子6克，杏仁、黄芩（微炒）各4.5克，甘草3克。水煎服，每日2次。适用于热哮型。出自《摄生众妙方》。

随证加减 无表证，麻黄可减量应用；痰多难咯，酌加瓜蒌、胆南星；肺热偏重，酌加石膏、鱼腥草。

- **君：** 黄芪，益气固表。
- **臣：** 白术，补气健脾。
- **佐：** 防风，祛邪而不伤正。

玉屏风散加减

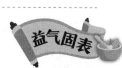

组方用法 防风30克，黄芪（蜜炙）、白术各60克。另加大枣1枚。水煎，食后热服，每次服9克。适用于肺脾气虚型。出自《世医得效方》。

随证加减 自汗较重，加浮小麦、牡蛎（煅）、麻黄根。

实用家庭方

哮喘患者饮食宜清淡，多喝水、多饮茶。忌食肥甘厚腻、辛辣甘甜，酒和过咸食物也不宜过多食用，否则容易引发支气管反应，加重咳嗽。避免烟尘异味，不要吸烟。要保持心情舒畅，避免受到不良情绪的影响。

紫皮蒜膏

材料

紫皮大蒜适量。

做法

紫皮大蒜剥皮，捣泥，拌白糖，加水少许，熬膏。早晚各吃1匙。

功效

温肺行气、平喘止咳，适用于寒哮型。

核桃乌鸡汤

材料

乌鸡肉200克，枸杞子、核桃各适量。

做法

核桃去壳，取肉；乌鸡肉洗净，切块。油锅烧热，爆香姜末，下入乌鸡肉过油，倒入适量水烧沸。下核桃肉和枸杞子，煮至鸡肉软烂，加盐调味即可。

功效

润肺平喘、滋阴补肾，有助于缓解咳嗽的症状。

干姜杏仁粥

材料

干姜6克，杏仁10克，粳米100克。

做法

干姜切片，与杏仁、粳米一起煮粥即可。每日2次。

功效

温肺散寒、止咳平喘，适用于寒哮型。

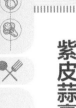

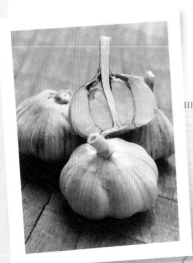

大蒜味辛，性温，具有杀菌、消炎、止咳的作用。

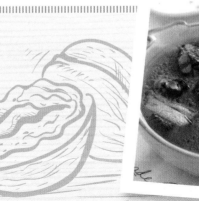

严重腹泻的人慎食核桃乌鸡汤。

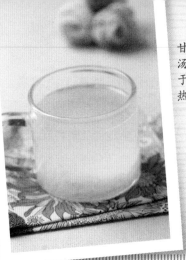

甘蔗山药汤也可用于缓解虚热咳嗽。

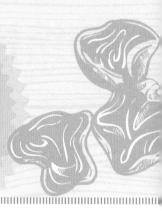

运动调理

哮喘患者运动时**切忌运动负荷急骤增加**，应该逐步增加运动强度，以逐步耐受较大运动负荷和较长运动时间。

冰糖炖木耳

材料

木耳6克，冰糖9克。

做法

木耳泡发，洗净入锅，加入冰糖和适量水，炖熟即成。每日2次。

功效

润肺平喘、补气养血，对哮喘引起的咳嗽痰多、呼吸困难有缓解作用。

甘蔗山药汤

材料

山药、甘蔗汁各适量。

做法

山药去皮，切片，捣烂。锅中放入甘蔗汁与捣烂后的山药，小火炖熟即可。

功效

补脾养胃、生津益肺，常食可以缓解因脾气虚导致的哮喘。

双杏全肺汤

材料

白果15克，甜杏仁30克，猪肺300克。

做法

白果去壳、去皮，捣碎；甜杏仁洗净，捣碎，与白果放在一起，加黄酒湿润备用。猪肺洗净后纳入白果与甜杏仁，接着将猪肺放入砂锅，加黄酒、盐，炖至熟烂即可。

功效

补肺通气、定喘宁咳，对于久病肺虚引起的喘咳有一定调理作用。

便捷中成药

寒哮型

小青龙颗粒
三拗片
止咳散
桂龙咳喘宁胶囊

热哮型

复方鲜竹沥液
蓝芩口服液
清肺化痰丸

肺脾气虚型

玉屏风散
参贝北瓜膏
蛤蚧党参膏

其他常用药

金水宝
百令胶囊
蛤蚧定喘丸

肺结核

肺结核在中医中称为"肺痨"，临床上以咳嗽、咯血、潮热、盗汗及身体逐渐消瘦为主要特征。

肺阴亏损型多表现为干咳，咳声短促，痰中有时带血，如丝如点、色鲜红，口干咽燥，胸部隐隐闷痛，舌苔薄、边尖质红，脉细或兼数。阴虚火旺型多表现为咳呛气急，痰少质黏，或吐稠黄痰、量多，时时咯血，血色鲜红，胸胁疼痛，形体日渐消瘦，舌质红绛而干、苔薄黄或剥落，脉细数。气阴耗伤型多表现为咳嗽无力，气短声低，痰中偶或夹血，血色淡红，舌质嫩红、边有齿印、苔薄，脉细弱而数。

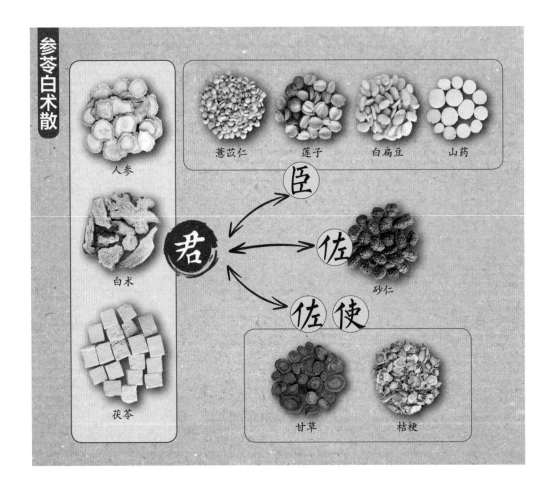

参苓白术散

人参

薏苡仁　莲子　白扁豆　山药

臣

君

佐

白术

砂仁

佐使

茯苓

甘草　桔梗

经典中药方

肺阴亏损型宜滋阴润肺；阴虚火旺型宜滋阴降火；气阴耗伤型宜益气养阴。

- **君**：百部、獭肝，补肺止咳。
- **臣**：沙参、麦冬、天冬，滋阴润肺；生地黄、熟地黄，滋阴降火。
- **佐**：阿胶，养阴滋肾；山药、茯苓，健脾利湿；三七，止血活络；川贝母，润肺止咳。

月华丸加减

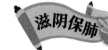
滋阴保肺

组方用法 天冬、麦冬、生地黄、熟地黄、山药、百部、沙参、川贝母、阿胶各30克，茯苓、獭肝、三七各15克。另用桑叶、白菊花各60克熬膏，将阿胶化入膏内，和诸药末作丸剂，每次服1丸，含化，每日3次。适用于肺阴亏损型。出自《医学心悟》。

随证加减 痰中带血，加白及、仙鹤草、白茅根、藕节；低热明显，加银柴胡、功劳叶、地骨皮、青蒿等。

- **君**：生地黄，养阴清肺；熟地黄，滋补肝肾；鳖甲、地骨皮，滋阴清热。
- **臣**：麦冬、百合、贝母，润肺养阴；秦艽、柴胡，解肌退热。
- **佐**：玄参，滋阴凉血；白芍，养血滋阴；桔梗，宣利肺气；当归、知母，滋阴养血。
- **使**：甘草，调和诸药。

百合固金汤合秦艽鳖甲散

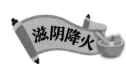
滋阴降火

组方用法 生地黄、麦冬、百合、玄参、地骨皮、知母、鳖甲、秦艽各15克，熟地黄、当归、白芍各12克，贝母、桔梗、柴胡各9克，甘草6克。另加青蒿15克，乌梅6枚，水煎服，每日2次。适用于阴虚火旺型。

- **君**：人参、白术、茯苓，益气、健脾、渗湿。
- **臣**：山药、莲子，健脾、益气、止泻；白扁豆、薏苡仁，健脾渗湿。
- **佐**：砂仁，醒脾和胃；桔梗、甘草，健脾和中。
- **使**：桔梗、甘草，调和诸药。

参苓白术散

渗湿止泻

组方用法 莲子、薏苡仁、砂仁、桔梗（炒）各480克，白扁豆（微炒）720克，茯苓、人参（去芦）、甘草（炒）、白术、山药各960克。水煎服。每次服6克，枣汤调下。适用于气阴耗伤型。出自《太平惠民和剂局方》。

实用家庭方

肺结核患者如果咳嗽剧烈，应注意卧床安静休息，避免活动，慎防感冒。可常食猪肺、羊肺等以脏补脏，也可选择银耳、枇杷之类以补肺、润燥生津。忌食一切辛辣刺激、动火燥液之品，如胡椒、烟酒之类。

山药汤

材料

山药 120 克，枸杞子适量。

做法

山药洗净，去皮，与枸杞子一同熬煮，熟后加适量葱叶。

功效

益肺气、养肺阴，适用于气阴耗伤型。

百合汤

材料

鲜百合 10~20 克。

做法

鲜百合洗净，捣烂取汁，温开水冲服。每日 1~2 次。

功效

滋阴清热、润肺止咳，适用于阴虚火旺型。

海带鱼头汤

材料

海带 200 克，鱼头 1 个。

做法

海带泡发洗净，切成细丝；姜切片，葱切段；鱼头去鳃，剁成小块。将海带、料酒、鱼头、葱、姜一同放入炖锅内，加水适量，用大火烧沸，改小火煮 35 分钟，加盐、胡椒粉、香油调味而成。

功效

补益虚亏、理气化痰，有助于缓解咳嗽痰多等症。

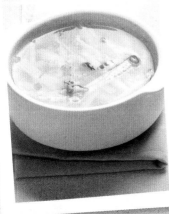

肺虚咳嗽者可多吃山药汤，能补益肺气。

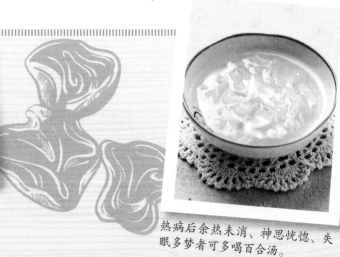

热病后余热未消、神思恍惚、失眠多梦者可多喝百合汤。

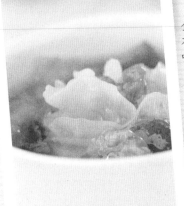

金橘银耳羹
有很好的止
咳效果。

家庭防治

为了及时治疗疾病和防止结核杆菌散播，尽量做到**早发现、早隔离、早治疗、早预防**。在家中，患者应注意茶具、餐具、洗漱用具等单独使用。

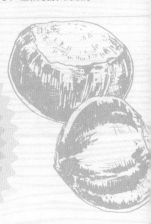

鸡蛋银耳浆

材料

玉竹 10 克，鸡蛋 1 个，银耳 50 克，豆浆 500 毫升。

做法

鸡蛋打在碗内搅拌均匀；银耳泡发；玉竹洗净。将银耳、玉竹与豆浆入锅加适量水同煮。煮好后冲入蛋液，再加白糖即可。

功效

滋阴润肺，适用于肺阴亏损型。

板栗炖猪肉

材料

猪肉 50 克，板栗 30 克。

做法

猪肉切块；板栗剥皮。锅中放油与砂糖炒色，倒入酱油，放入猪肉、板栗、葱、姜、料酒同煮。待肉熟时即可。

功效

润肺化痰、补肾健脾，适用于气阴耗伤型。

金橘银耳羹

材料

金橘 6 颗，银耳 2 朵，莲子、山楂、冰糖各适量。

做法

银耳泡发洗净，撕成小朵；莲子洗净，浸泡 30 分钟；山楂洗净，去核；金橘洗净，切瓣。冰糖、银耳、莲子、山楂一起入锅中，上大火煮，水开后小火煮 10 分钟，放入金橘再煮 15 分钟后关火，然后再闷 10 分钟即可。

功效

润肺止咳，有助于缓解咳嗽、咽痛。

便捷中成药

肺阴亏损型

养阴清肺口服液
百合固金口服液
虫草川贝膏

阴虚火旺型

知柏地黄丸
鳖甲煎丸

气阴耗伤型

益气养阴口服液
参芪沙棘合剂
参苓精口服液

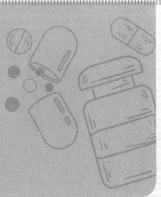

慢性咽炎

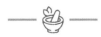

慢性咽炎多在脏腑阴阳气血虚损的基础上发病，一般病程较长。临床以阴虚为多见，阳虚相对少见，亦有在阴虚或阳虚的基础上兼挟痰凝或瘀血而表现为虚中挟实者。

肺肾阴虚型多表现为咽喉干疼、灼热，多言之后症状加重，呛咳无痰，频频求饮而饮量不多，午后及黄昏时症状明显，舌红、苔薄，脉细数。肺脾气虚型多表现为咽喉干燥但不欲饮，咳嗽，有痰易咯，平时畏寒，易感冒，伴见神倦乏力，语声低微，大便溏薄，咽部充血较轻，舌苔白润，脉细弱。痰热蕴结型多表现为咽喉不适，咳嗽，咯痰黏稠，口渴喜饮，并在受凉、疲劳、多言之后症状较重，舌红、舌苔黄腻，脉滑数。

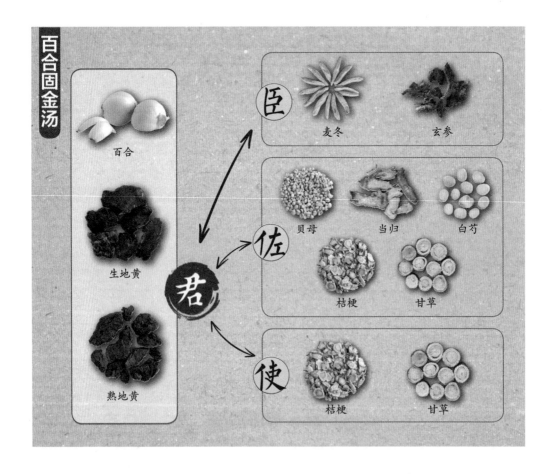

百合固金汤

百合

生地黄

熟地黄

君

臣　麦冬　玄参

佐　贝母　当归　白芍　桔梗　甘草

使　桔梗　甘草

经典中药方

肺肾阴虚型宜养阴利咽、益气生津；肺脾气虚型宜补中益气、升清利咽；痰热蕴结型宜清热化痰。

- **君**：百合，生津润肺；生地黄、熟地黄，滋肾涵水。
- **臣**：麦冬、玄参，养阴清热。
- **佐**：贝母，润肺化痰；当归、白芍，养血敛阴；桔梗、甘草，利咽喉。
- **使**：桔梗、甘草，调和诸药。

百合固金汤加减

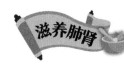
滋养肺肾

组方用法 熟地黄、生地黄、当归各9克，白芍、甘草各3克，桔梗、玄参各2.4克，贝母、麦冬、百合各4.5克。水煎服。适用于肺肾阴虚型。出自《慎斋遗书》。

随证加减 痰多、色黄，加瓜蒌壳、桑白皮、胆南星；咳喘甚，加杏仁、款冬花、五味子等；咳血重，加白及、白茅根、仙鹤草等。

- **君**：黄芪，补中益气、固表止汗。
- **臣**：人参、白术、甘草，益气健脾。
- **佐**：当归，养血和营；陈皮，理气行滞。
- **使**：柴胡、升麻，升阳举陷；甘草，调和诸药。

补中益气汤加减

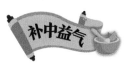
补中益气

组方用法 黄芪（病甚、劳役甚者30克）、甘草（炙）各15克，人参、白术各9克，当归（酒焙干或晒干）6克，陈皮、升麻、柴胡各6克或9克。水煎服。适用于肺脾气虚型。出自《内外伤辨惑论》。

随证加减 兼腹中痛，加白芍；头痛，加蔓荆子、川芎；咳嗽，加五味子、麦冬；兼气滞，加木香、枳壳。

- **君**：半夏，和胃止呕。
- **臣**：竹茹，除烦止呕；陈皮，燥湿化痰；枳实，消痰除痞。
- **佐**：茯苓，健脾渗湿。
- **使**：甘草，调和诸药。

温胆汤加减

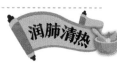
润肺清热

组方用法 半夏、竹茹、枳实（麸炒）各60克，陈皮90克，甘草（炙）30克，茯苓45克。上锉为散，每次服12克，另加生姜5片，大枣1枚，水煎服。适用于痰热蕴结型。出自《三因极一病证方论》。

随证加减 心热烦甚，加黄连、山栀、豆豉；失眠，加琥珀粉、远志。

实用家庭方

慢性咽炎患者应多喝水，多吃润喉食物，如梨和枇杷等。禁烟酒及辛辣、生冷食物，少食煎炒食物。劳逸结合，注意休息，避免频繁讲话，以免引起虚火上炎，加重病情。

雪梨汁

材料

雪梨 2~3 个。

做法

将雪梨去皮捣汁或磨成浆饮。

功效

清热降火、化痰止咳，适用于肺肾阴虚型。

橄榄萝卜汤

材料

橄榄 20 克，白萝卜 100 克。

做法

白萝卜洗净，切丝；橄榄洗净。将两者一同放入锅中，加适量水，大火煮沸后，再改用小火煨至白萝卜熟软即可。

功效

生津润喉、利咽消炎，适用于肺肾阴虚型。

川贝母杏仁枇杷茶

材料

川贝母、枇杷叶各 10 克，杏仁 10 克，麦芽糖 2 匙。

做法

川贝母、杏仁、枇杷叶洗净。除麦芽糖外，所有材料入锅，加水以大火煮开，转小火煮 30 分钟。捞出药渣，加麦芽糖即可。

功效

清热泻肺、止咳化痰，适用于痰热蕴结型。

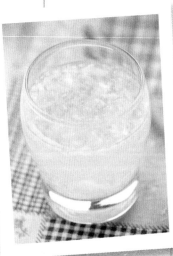

雪梨汁健脾开胃，可缓解慢性咽炎引起的消化不良。

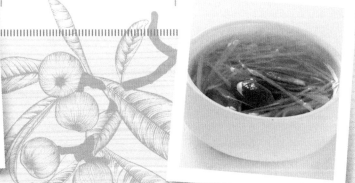

橄榄萝卜汤对于慢性咽炎有一定的缓解作用。

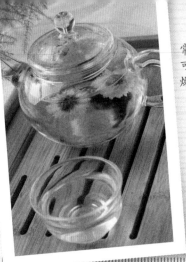

常喝白菊花茶可缓解咽喉干燥、疼痛。

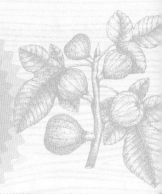

生活养护

慢性咽炎很难根治，但只要调理得当，就能有效缓解症状。平时注意**多喝温水，少吃辛辣刺激的食物**，加强运动锻炼，提高身体免疫力。

白菊花茶

材料

白菊花9克。

做法

水煎代茶饮。

功效

清热降火、润喉生津。

乌梅茶

材料

乌梅5枚。

做法

乌梅打碎，开水冲或炖服。

功效

滋生津液、收敛肺气，有助于缓解慢性咽炎引起的咳嗽。

无花果冰糖水

材料

无花果30克，冰糖适量。

做法

无花果洗净，与冰糖、适量水共入锅，煲至熟即可。每日1次，连服数日。

功效

滋阴清热、生津利咽，适用于肺肾阴虚型。

便捷中成药

其他常用药

开喉剑喷雾剂
清喉利咽颗粒
银黄含片

肺肾阴虚型

复方青橄榄利咽含片
咽炎片
金嗓清音丸
玄麦甘桔颗粒

肺脾气虚型

补肺丸
补中益气丸

痰热蕴结型

复方鲜竹沥液
牛黄蛇胆川贝液
羚羊清肺丸

消化性溃疡

消化性溃疡的症状表现类似于中医"胃痛""腹痛"等。本病的发生常与寒邪客胃、饮食伤胃、肝气犯胃、脾胃虚弱及瘀血内阻等几方面有关。

肝气犯胃型多表现为胃脘胀闷，脘痛连胁，嗳气频繁，大便不畅，每因情志因素而作痛，苔多薄白，脉沉弦。脾胃虚寒型多表现为胃隐隐作痛，喜温喜按，空腹痛甚，得食痛减，泛吐清水，纳差，神疲乏力，甚则手足不温，大便溏薄，舌淡苔白，脉虚弱或迟缓。胃阴不足型多表现为胃脘隐痛或灼痛，午后尤甚，烦渴思饮，口燥咽干，食少便干，手足心热，舌红、苔黄少津，脉弦细。

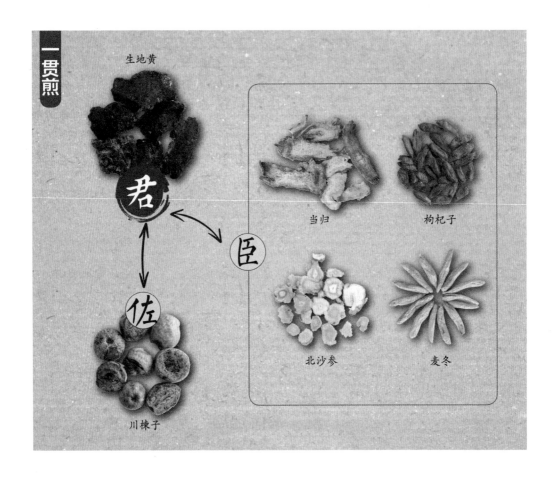

一贯煎

生地黄　君

当归

枸杞子

臣

北沙参

麦冬

佐

川楝子

经典中药方

肝气犯胃型宜疏肝理气；脾胃虚寒型宜温中健脾；胃阴不足型宜养阴益胃。

- **君：** 柴胡，调肝气。
- **臣：** 香附，疏肝解郁；川芎，开郁行气。
- **佐：** 陈皮，行滞和胃；枳壳，理气宽中；白芍、甘草，养血柔肝、缓急止痛。
- **使：** 甘草，调和诸药。

柴胡舒肝散加减

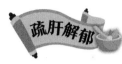 疏肝解郁

组方用法 陈皮（醋炒）、柴胡各 6 克，川芎、香附、枳壳（麸炒）、白芍各 4.5 克，甘草（炙）1.5 克。水煎服。适用于肝气犯胃型。出自《医学统旨》。

随证加减 胃痛较甚，加川楝子、延胡索等；嗳气较频，加沉香、半夏、旋覆花等。

- **君：** 黄芪，健脾益气；饴糖，温补中焦。
- **臣：** 桂枝，温阳气；白芍，缓肝急。
- **佐：** 生姜，温胃散寒；大枣，补脾和中。
- **使：** 甘草，益气和中。

黄芪建中汤加减

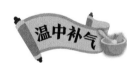 温中补气

组方用法 黄芪 4.5 克，桂枝、生姜各 9 克，白芍 18 克，甘草 6 克，大枣 12 枚，饴糖 70 毫升。水煎服。适用于脾胃虚寒型。出自《金匮要略》。

随证加减 泛酸，减饴糖，加吴茱萸，另可再加瓦楞子；泛吐清水较多，加干姜、陈皮、半夏、茯苓。

- **君：** 生地黄，滋阴养血。
- **臣：** 北沙参、麦冬、当归、枸杞子，滋阴养血、生津。
- **佐：** 川楝子，疏肝理气。

一贯煎加减

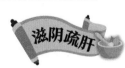 滋阴疏肝

组方用法 北沙参、麦冬、当归、川楝子各 9 克，生地黄 18~30 克，枸杞子 9~18 克。[①]水煎服。适用于胃阴不足型。出自《续名医类案》。

随证加减 口苦燥，少加黄连；失眠，加酸枣仁；有虚热或汗多，加地骨皮。

---

①原书未著用量，按现代用法酌取。

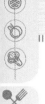

实用家庭方

消化性溃疡患者可以不必按照常规的进餐频率进食，每日五到七餐反而更合适。在日常饮食中应该减少高脂食物的摄入，不吃刺激性的食物，坚持清淡低脂的饮食原则。烹饪方式也应该尽量避免炒、炸、烤等。

生姜蜂蜜汤

材料

生姜 50 克，蜂蜜适量。

做法

生姜洗净切丝，加适量水，煎 30 分钟，再加入蜂蜜调味即可。每日 3 次，2 日服完。

功效

温中散寒，适用于脾胃虚寒型。

饴糖水

材料

饴糖适量。

做法

饴糖用温开水化服。每日 2 次。

功效

缓中补虚、健脾和胃，适用于脾胃虚寒型。

黑胡椒鸡蛋饮

材料

黑胡椒适量，鸡蛋 1 个。

做法

黑胡椒研细末；鸡蛋磕入碗中，与黑胡椒搅匀；用沸水将鸡蛋冲熟即可。每日清晨空腹服 1 次，或临睡前加服 1 次。

功效

温中止痛，适用于脾胃虚寒型。

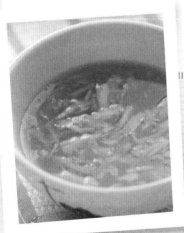

生姜蜂蜜汤润燥补虚，还可缓解虚寒型呕吐。

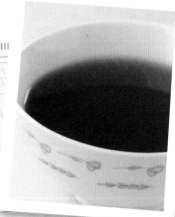

饴糖润肺止咳，也可缓解肺虚引起的咳嗽。

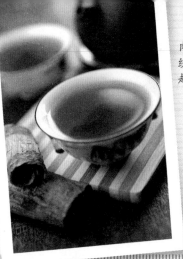

肉桂蜂蜜汤可
缓解因受凉引
起的胃痛。

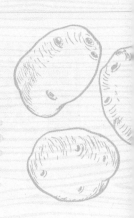

饮食宜忌

消化性溃疡患者应
进食**营养丰富**、**易消化**
的食物，细嚼慢咽。**避
免生冷**的食物，不宜多
喝牛奶和豆奶，也不宜
食用酸性食物。

土豆饮

材料

土豆适量。

做法

土豆洗净，连皮
捣烂绞汁即可。
每日晨起空腹饮
15~30毫升，可
加适量蜂蜜。连
服2~3周。

功效

和胃建中，有助
于保护胃肠。

肉桂蜂蜜汤

材料

肉桂、蜂蜜各
适量。

做法

肉桂研细末，加
入蜂蜜调味，温
开水送服即可。

功效

散寒止痛，适用
于脾胃虚寒型。

黄芪生姜羊肉汤

材料

黄芪30克，生姜25克，
当归15克，羊肉250克。

做法

羊肉浸泡，洗净，切块；
当归、黄芪、生姜分别洗
净，切片。锅中加入羊肉、
生姜片与适量水，大火煮
沸后烹入料酒，加当归片、
黄芪片，改用小火煨煮至
羊肉熟烂，加盐即可。

功效

温阳散寒，适用于脾胃虚
寒型。

便捷中成药

其他常用药

肝气犯胃型	脾胃虚寒型	胃阴不足型
气滞胃痛颗粒 舒肝和胃丸	理中丸 附子理中丸 良附丸	香砂养胃丸 沙参麦冬汤 益胃丸

丹栀逍遥丸
香砂六君丸

慢性胃炎

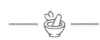

慢性胃炎在中医看来常与寒邪客胃、饮食伤胃、肝气犯胃、脾胃虚弱及瘀血内阻等几方面有关。临床常见上腹不适、疼痛、食欲减退等症状。

肝胃郁热型多表现为胃脘灼痛，痛势急迫，烦躁易怒，嘈杂吞酸，口干、口苦，大便干结，舌红、苔黄，脉弦数。脾胃虚寒型多表现为胃脘部隐隐作痛，痛则喜温喜按，空腹痛甚，得食则减，泛吐清水，纳差，神疲乏力，甚则手足不温，大便溏薄，舌淡胖、苔白，脉虚弱或迟缓。肝胃气滞型多表现为胃脘胀满或胀痛，胁肋部胀满不适或疼痛，嗳气频作，舌淡红、苔薄白，脉弦。

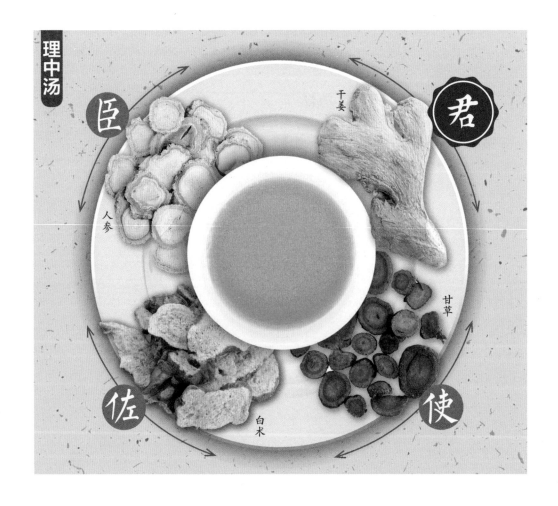

理中汤

臣　人参

君　干姜

佐　白术

使　甘草

经典中药方

肝胃郁热型宜清肝泄热、降逆和胃；脾胃虚寒型宜健脾温中；肝胃气滞型宜疏肝理气、行气和胃。

- **君**：青皮、陈皮，疏肝破气。
- **臣**：栀子，清火宣郁；白芍、牡丹皮，养血行滞；泽泻，渗水祛湿；土贝母，理气化痰。

化肝煎加减

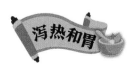

组方用法 青皮、陈皮、白芍各 6 克，牡丹皮、栀子（炒）、泽泻各 4.5 克，土贝母 6 克或 9 克。水煎，空腹温服。适用于肝胃郁热型。出自《景岳全书》。

随证加减 若大便出血，加地榆；小便尿血，加木通。

- **君**：干姜，祛散寒邪。
- **臣**：人参，补气健脾。
- **佐**：白术，健脾燥湿。
- **使**：甘草，调和诸药。

理中汤加减

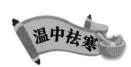

组方用法 人参（可用党参代替）、甘草（炙）、干姜、白术各 9 克。水煎服，每日 3 次。适用于脾胃虚寒型。出自《伤寒论》。

随证加减 虚寒甚，加附子、肉桂；气滞停饮，加枳实、茯苓。

- **君**：柴胡，调肝气、散郁结。
- **臣**：香附，疏肝解郁、理气止痛；川芎，开郁行气、活血止痛。
- **佐**：陈皮，理气行滞、和胃；枳壳，理气宽中、行气消胀；白芍、甘草，缓急止痛。
- **使**：甘草，调和诸药。

柴胡疏肝散加减

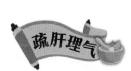

组方用法 陈皮（醋炒）、柴胡各 6 克，川芎、香附、枳壳（麸炒）、白芍各 4.5 克，甘草（炙）1.5 克。水煎服。适用于肝胃气滞型。出自《医学统旨》。

随证加减 胁肋痛甚，酌加郁金、青皮、当归、乌药；肝郁化火，可酌加栀子、黄芩、川楝子。

实用家庭方

慢性胃炎患者要养成少食多餐、低盐的饮食习惯，进食时应细嚼慢咽。在食物选择方面应避免坚硬粗糙、纤维过多和不易消化的食物，也要避免过酸、过辣、香味过浓、过咸和过热的食物。

艾叶蜂蜜水

材料

艾叶3克，蜂蜜适量。

做法

艾叶水煎取汁，加蜂蜜调味即可。

功效

温经散寒、止痛，适用于脾胃虚寒型。

麦冬石斛茶

材料

麦冬10克，石斛6克，绿茶3克。

做法

麦冬、石斛共研成粗末，与绿茶一同放入杯中。用沸水冲泡，加盖闷10分钟即成。当茶频饮，一般可冲泡3~5次。

功效

滋阴养胃、生津清热，适用于肝胃郁热型。

生姜橘皮饮

材料

生姜、橘皮、橘络、橘叶各20克。

做法

生姜、橘皮、橘络、橘叶分别洗净，入锅。加适量水，煎煮30分钟，去渣取汁即成。

功效

和胃调气，适用于肝胃气滞型。

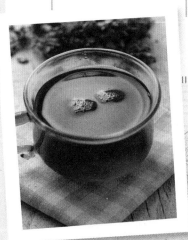

艾叶蜂蜜水性温热，常用于调理脾胃虚寒。

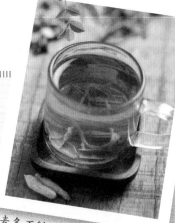

麦冬石斛茶滋阴益胃，可缓解胃部不适。

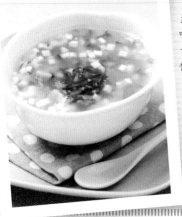

翡翠豆腐汤口味清淡，有助于调理肠胃，促进消化。

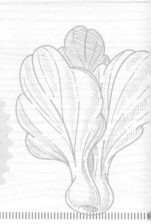

按摩护理

用手掌或掌根鱼际部在**中脘穴**做**环形按摩**，轻重适度。每日 1~2 次，每次 10~15 分钟。

莲子粥

材料

莲子、糯米各 50 克。

做法

莲子削皮去心，用开水浸泡，倒入锅内，加水，小火先煮 30 分钟备用。再将糯米洗净倒入锅内，加水，大火煮 10 分钟后，倒入莲子及汤，加红糖，改用小火炖 30 分钟即可。

功效

补中燥湿、健脾暖胃，适用于胃寒怕冷、遇冷则泻、睡眠不佳的患者。

瑞香汤

材料

山药 120 克，乌梅、甘草各 30克，陈皮、木香各 3 克。

做法

将以上材料捣为末，每次取适量做汤服食，每日 2 次。

功效

健脾和肝，适用于肝脾不和、胃脘胀痛、大便溏薄的患者。

翡翠豆腐汤

材料

小白菜 100 克，豆腐 50 克。

做法

小白菜洗净，切段；豆腐切块。锅中加适量水烧开，放入小白菜、豆腐煮开。调入盐，淋入香油即可出锅。

功效

补中益气、增进食欲，缓解脾虚导致的食欲不振等症状。

便捷中成药

其他常用药

肝胃郁热型	脾胃虚寒型	肝胃气滞型
达立通颗粒 左金片	温胃舒胶囊 附子理中丸	胃苏颗粒 气滞胃痛颗粒

荜铃胃痛颗粒
三九胃泰颗粒

肝硬化

　　肝硬化是肝脏在受到各种损害后发生的慢性、进行性病变。我国以病毒性肝炎所致的肝硬化较为常见。肝硬化在中医中属于"胁痛""鼓胀""积聚"的范畴，临床上常见乏力、食欲减退、腹胀不适、恶心、上腹隐痛、肝功能异常。

　　肝气郁滞型多表现为腹中气聚、攻窜腹痛、时聚时散，舌苔薄白，脉弦。脾肾阳虚型多表现为腹大胀满不舒，脘腹闷而纳食呆滞，下肢浮肿，舌胖大、暗紫，脉沉弦无力。肝肾阴虚型多表现为腹大胀满，或见腹壁青筋暴露，面色晦滞，鼻时有衄血，小便短少，舌质红绛、苔少，脉细数。

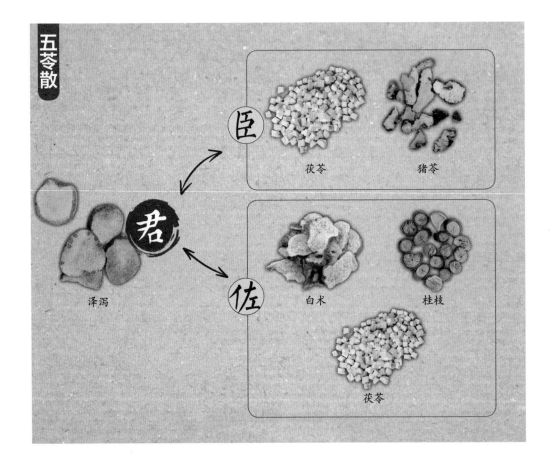

五苓散

臣

茯苓　　　猪苓

君

泽泻

佐

白术　　　桂枝

茯苓

经典中药方

肝气郁滞型宜疏肝理气、行气消聚；脾肾阳虚型宜温补脾肾、化气行水；肝肾阴虚型宜滋养肝肾、凉血化瘀、行水。

- **君**：柴胡，疏肝解郁。
- **臣**：白芍，养血敛阴；当归，养血和血。
- **佐**：白术、茯苓，健脾益气。
- **使**：甘草，益气补中、调和诸药。

逍遥散加减

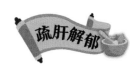
疏肝解郁

组方用法 甘草（微炙赤）15克，当归（微炒）、茯苓、白芍、白术、柴胡各30克。另加姜（煨）、薄荷少许共煎汤，每次服6克。适用于肝气郁滞型。出自《太平惠民和剂局方》。

随证加减 肝郁气滞较甚，加香附、郁金、陈皮；血虚，加熟地黄；肝郁化火，加牡丹皮、栀子。

- **君**：泽泻，利水渗湿。
- **臣**：茯苓、猪苓，健脾渗湿。
- **佐**：白术，健脾祛湿；桂枝，解表散寒；茯苓，利水渗湿。

五苓散加减

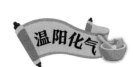
温阳化气

组方用法 猪苓、白术、茯苓各2.3克，泽泻3.8克，桂枝1.5克。水煎服，每日3次。适用于脾肾阳虚型。出自《伤寒论》。

随证加减 水湿壅盛，与五皮饮合用；泄泻偏于热，减桂枝，加车前子、木通。

- **君**：熟地黄，大补真阴。
- **臣**：山茱萸，补肾养肝；山药，滋肾补脾；黄柏，泻火除蒸；知母，清热润肺。
- **佐**：泽泻，泻肾降浊；牡丹皮，清散肝火；茯苓，健脾渗湿。

知柏地黄汤

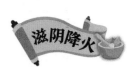
滋阴降火

组方用法 熟地黄24克，山茱萸、山药各12克，知母、黄柏、泽泻、茯苓、牡丹皮各9克。水煎服，每日1剂。适用于肝肾阴虚型。出自《医宗金鉴》。

实用家庭方

对于肝硬化，有"食治胜于药治，药补不如食补"之说，所以患者应重视饮食调护，避免暴饮暴食，忌生冷、油腻、辛辣，少食人工合成和含防腐剂的食物。平时可以选择慢跑、散步等方式进行运动，锻炼身体。

鳖丸

材料
甲鱼适量。

做法
取鳖甲、鳖骨放入锅内，小火焙干至黄色，研粉，酌加蜂蜜为丸，每丸重9克。每日3次，连服30日为一疗程。

功效
滋阴潜阳，适用于肝肾阴虚型。

陈葫芦茶

材料
陈葫芦1个。

做法
将陈葫芦焙干，研细末。服时于陈葫芦粉内加适量红糖，每晚以开水调服1匙。

功效
利水消肿，适用于脾肾阳虚型。

决明枸杞茶

材料
决明子、枸杞子各5克。

做法
决明子加水入锅中大火煮开，转小火续煮15分钟后，加入枸杞子、白糖，再续煮5分钟即可。

功效
滋肾养肝，适用于肝肾阴虚型。

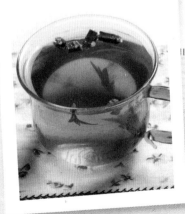

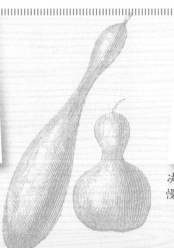

陈葫芦通淋散结，可以缓解肝硬化腹水。

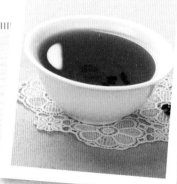

决明枸杞茶养肝护肝，也可调理慢性肝炎。

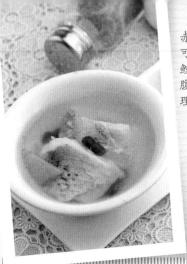

赤小豆和鲤鱼都可利水，赤小豆鲤鱼汤对肝硬化腹水有很好的调理作用。

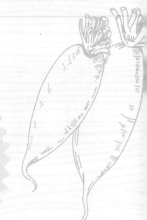

生活养护

有规律的进食可以帮助患者满足营养需求。建议在摄入热量不变的情况**下少食多餐**，可在早午餐、午晚餐及睡前各加 1 餐。

鳖蒜汤

材料

鳖甲 45 克，大蒜 20 克。

做法

鳖甲和大蒜加水煮熟，勿放盐，淡食之。每日 1 次。

功效

软坚散结，适用于肝肾阴虚型。

赤小豆鲤鱼汤

材料

赤小豆 500 克，鲤鱼 1 条（重 500 克以上）。

做法

赤小豆与鲤鱼同放入锅内，加水适量清炖，至赤小豆烂透为止。

功效

利水消肿，适用于脾肾阳虚型。

萝卜丝鲫鱼汤

材料

鲫鱼 1 条，胡萝卜、白萝卜各 100 克，半枝莲 30 克。

做法

鲫鱼洗净；两种萝卜分别去皮，洗净，切丝；半枝莲洗净，装入纱布袋，扎紧。起油锅，将葱段、姜片炝香，加水，下萝卜丝、鲫鱼、纱布袋煮至熟，最后放入调料即可。

功效

利尿通淋、消除腹水，适合肝硬化腹水者食用。

便捷中成药

其他常用药

肝气郁滞型	脾肾阳虚型	肝肾阴虚型
四季菜颗粒 脾胃舒丸	复方木鸡颗粒 维肝福泰片 益肝膏	心肝宝胶囊 肾肝宁胶囊

水飞蓟素胶囊
扶正化瘀胶囊
复方鳖甲软肝片
云芝菌胶囊

慢性肝炎

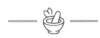

慢性肝炎主要是情志失调、饮食不节、脏腑功能紊乱、疲劳过度、饮酒等原因，使得温热积留于肝、胆、脾所致。急性肝炎失治、调养不当也会转为慢性肝炎，严重者会发展为黄疸、肝腹水。

肝郁气滞型多表现为郁闷不舒，两胁胀痛，食欲不振，口苦腹胀，舌苔薄白，脉弦或弦滑。气滞血瘀型多表现为以窜痛为主的胁痛，偶有刺痛，食欲不振，乏力，面色晦暗，口唇发紫，肝脾肿大或出现肝掌、蜘蛛痣，脉弦或涩。湿热未尽型多表现为口苦而黏，胁痛，小便黄赤，大便多而不爽。

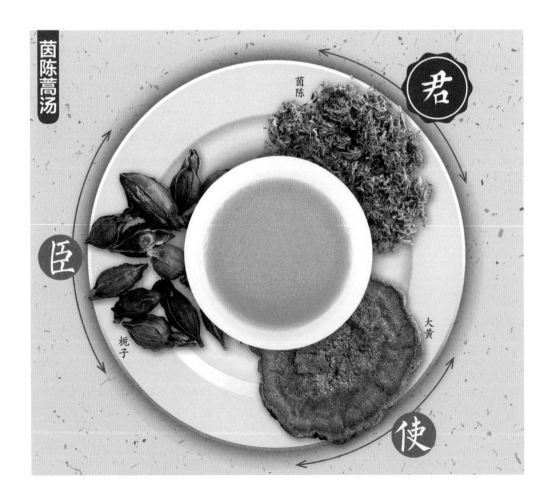

茵陈蒿汤

茵陈　君

栀子　臣

大黄　使

经典中药方

肝郁气滞型宜以疏肝理气、活血化瘀为主，兼健脾和营；气滞血瘀型宜以活血化瘀为主，兼健脾和胃；湿热未尽型宜清利湿热、疏肝解郁。

- **君：** 柴胡，疏肝解郁。
- **臣：** 当归，养血和血；白芍，养血柔肝。
- **佐：** 白术、茯苓，健脾益气。
- **使：** 甘草，调和诸药。

逍遥散加减

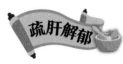
疏肝解郁

组方用法 甘草（微炙赤）15克，当归（微炒）、茯苓、白芍、白术、柴胡各30克。另加姜（煨）、薄荷少许共煎汤，每次服6克。适用于肝郁气滞型。出自《太平惠民和剂局方》。

随证加减 肝郁气滞较甚，加香附、郁金、陈皮；血虚，加熟地黄；肝郁化火，加牡丹皮、栀子。

- **君：** 桃仁、红花，逐瘀活血。
- **臣：** 当归、牡丹皮、五灵脂，活血化瘀；川芎、赤芍，养血活血。
- **佐：** 延胡索、枳壳、乌药、香附，活血行气、祛瘀止痛。
- **使：** 甘草，补中益气。

膈下逐瘀汤加减

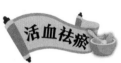
活血祛瘀

组方用法 五灵脂（炒）、川芎、牡丹皮、赤芍、乌药各6克，当归、桃仁（研泥）、甘草、红花各9克，延胡索3克，香附、枳壳各4.5克。水煎服。适用于气滞血瘀型。出自《医林改错》。

随证加减 若气弱，不任克消，加党参。

- **君：** 茵陈，清热利湿。
- **臣：** 栀子，清利三焦。
- **使：** 大黄，泻热通便。

茵陈蒿汤加减

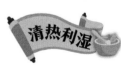
清热利湿

组方用法 茵陈18克，栀子14枚，大黄6克。水煎服，每日3次。适用于湿热未尽型。出自《伤寒论》。

随证加减 湿重于热，加茯苓、泽泻、猪苓；热重于湿，加黄柏、龙胆草；胁痛明显，加柴胡、川楝子。

实用家庭方

慢性肝炎患者应该选择清淡且富有营养的食物，忌辛辣厚味、忌饮酒、忌不新鲜食物。肝功能明显异常者，应卧床休息，限制活动，避免劳累。病情稳定的患者，根据个体差异采取动静结合的方法，可以日常练习气功、太极拳等，以"形劳而不倦"为原则。

川桃片糕

材料

川芎 10 克，当归 15 克，桃仁 12 克，糯米粉 100 克。

做法

川芎、当归与桃仁一起烘干，研成细粉末，将药粉与糯米粉加白糖适量混合，上笼蒸熟后放凉，压平切成片即可。

功效

活血祛瘀，适用于气滞血瘀型。

甘草茶

材料

甘草 3~5 克。

做法

甘草泡水饮用即可。

功效

益气补脾、缓急止痛，适用于肝郁气滞型。

蒲公英粥

材料

蒲公英 40~60 克，粳米 50~100 克。

做法

蒲公英洗净，切碎，水煎取汁。将粳米、蒲公英汁入锅煮成粥，以稀为好。每日 2~3 次，温服。

功效

清热解毒、清肝明目，有助于缓解慢性肝炎。

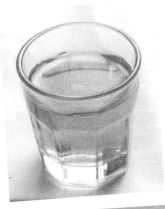

甘草茶养肝护肝，频繁熬夜加班的人可泡水饮用。

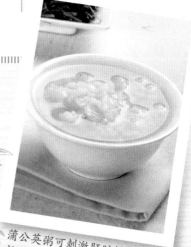

蒲公英粥可刺激肝脏排毒，保护肝脏。

鸡骨草大枣汤可清除肝脏湿热。

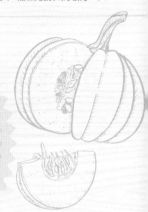

按摩护理

慢性肝炎患者会出现肝肿大以及疼痛的情况，这时候可以按摩腿部两侧的**足三里穴**。用拇指或中指按揉穴位 5 分钟左右，有助于疏肝理气、通经止痛、强身健体。

鸡骨草大枣汤

材料

鸡骨草 30 克，大枣 7 枚。

做法

鸡骨草、大枣洗净，加水适量，小火煮 20 分钟，去渣饮用。

功效

清热解毒、疏肝利湿，适用于急性肝炎或慢性肝炎。

枸杞南瓜粳米粥

材料

粳米 50 克，南瓜 60 克，枸杞子 30 克，冰糖适量。

做法

粳米、枸杞子洗净；南瓜洗净，切块。锅中加入清水、粳米，共煮粥，水煮沸后加入南瓜块、枸杞子。粥将熟时，调入冰糖，稍煮即可。

功效

滋补肝肾、养精明目，有助于缓解慢性肝炎。

黄花菜煮泥鳅

材料

黄花菜 30 克，泥鳅 100 克。

做法

泥鳅去杂，洗净；黄花菜洗净。泥鳅与黄花菜共入锅中，加适量水煮汤，至泥鳅熟烂后，加入盐调味即可。

功效

清热利湿，适用于湿热未尽型。

便捷中成药

其他常用药

肝郁气滞型

柴胡舒肝丸
舒肝止痛丸

气滞血瘀型

健肝灵胶囊
乙肝宁颗粒

湿热未尽型

双虎清肝颗粒
茵栀黄颗粒

利肝康片
肝脾康胶囊

胆石症

胆石症多与饮食伤及脾胃、湿热阻滞、情志忧郁不畅有关。临床上多数患者可见上腹部胀气、右上腹疼痛，可放射到肩背部，伴有恶心、呕吐。若合并有胆道感染，可出现发热以及黄疸、胆囊区压痛。

肝郁气滞型多表现为右上腹隐痛、胀闷不适，舌淡红、苔白微黄，脉弦细或弦数。肝胆湿热型多表现为右上腹持续性胀痛，发热，尿色如茶，舌红、苔黄腻，脉弦或滑数。脓毒热盛型多表现为右上腹痛甚拒按，可摸及包块，甚或神昏谵语，四肢厥冷，舌红绛、苔黄干燥或有芒刺，脉滑数或沉细。

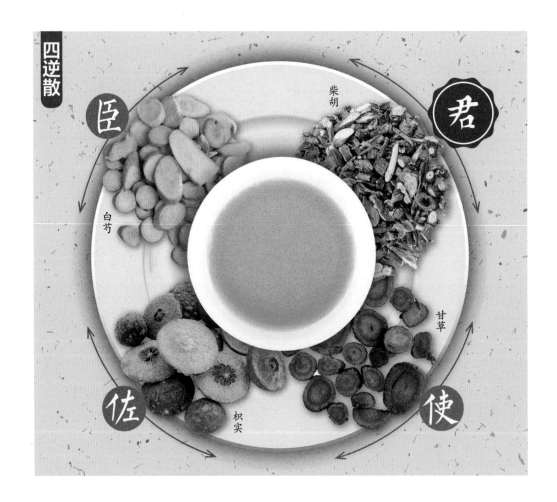

四逆散

臣 白芍

君 柴胡

佐 枳实

使 甘草

经典中药方

肝郁气滞型宜疏肝利胆、理气止痛；肝胆湿热型宜清热利湿、疏肝理气；脓毒热盛型宜清热解毒、通里泻热、排石。

- **君**：柴胡，疏肝解郁。
- **臣**：白芍，柔肝缓急。
- **佐**：枳实，理气开郁。
- **使**：甘草，调和诸药。

四逆散加减

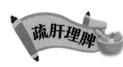
疏肝理脾

组方用法 甘草（炙）、枳实（水渍）、柴胡（炙）、白芍各6克。捣筛，白饮和服，每日3次。适用于肝郁气滞型。出自《伤寒论》。

随证加减 伴咳嗽，加五味子、干姜；心悸，加桂枝；小便不利，加茯苓；腹中痛，加附子（炮）；泄利下重，加薤白；气郁甚，加香附、郁金；有热，加栀子。

- **君**：茵陈，清热利湿。
- **臣**：栀子，清利三焦。
- **使**：大黄，泻热通便。

茵陈蒿汤加减

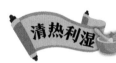
清热利湿

组方用法 茵陈18克，栀子14枚，大黄6克。水煎服，每日3次。适用于肝胆湿热型。出自《伤寒论》。

随证加减 湿重于热，加茯苓、泽泻、猪苓；热重于湿，加黄柏、龙胆草；胁痛明显，加柴胡、川楝子。

- **君**：犀角，凉血化斑。
- **臣**：生地黄，凉血滋阴；麦冬，清热养阴；玄参，降火解毒。
- **佐**：金银花、连翘、竹叶心，清热解毒；黄连，清心解毒；丹参，清心凉血。

清营汤加减

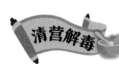
清营解毒

组方用法 犀角（现以水牛角30克代替）、玄参、麦冬、金银花各9克，生地黄15克，竹叶心3克，丹参、连翘各6克，黄连4.5克。水煎服，每日3次。适用于脓毒热盛型。出自《温病条辨》。

随证加减 寸脉大，舌干较甚，减黄连；热陷心包而窍闭神昏，与安宫牛黄丸或至宝丹合用；营热动风而见痉厥抽搐，配用紫雪丹。

实用家庭方

胆石症患者要尽量吃早餐，少吃酸味食物和精米白面，严格控制脂肪和胆固醇的摄入，平时多喝水。减少草酸摄入，对于像菠菜、苋菜、莴笋等富含草酸的蔬菜，烹调前可以先在沸水中焯一下。

莲子薏苡仁粥

材料

莲子、薏苡仁各 20 克，粳米 50 克。

做法

莲子、薏苡仁提前浸泡，洗净；粳米淘洗干净。所有材料放入锅中，加适量水，熬煮至食材熟烂即可。

功效

补脾止泻、清热利湿，适用于肝胆湿热型。

荷叶茵陈茶

材料

荷叶 15 克，茵陈 25 克。

做法

荷叶和茵陈用开水冲泡。每日 2~3 次。

功效

清利湿热、利胆退黄，适用于肝胆湿热型。

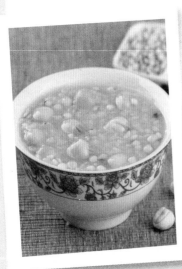

常喝莲子薏苡仁粥可缓解湿热导致的心烦、失眠。

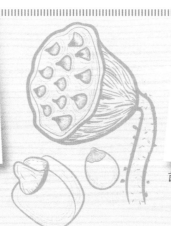

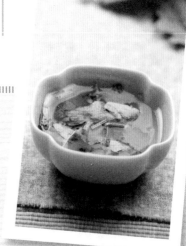

茵陈具有利胆、保护肝脏的作用。

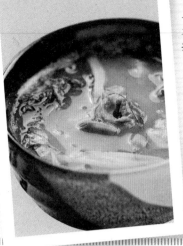

玉米须蚌肉汤
为清肝利胆食
疗常用方。

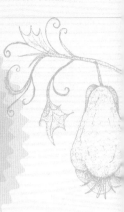

家庭防治

胆石症患者首先要重视**饮食**管理，养成**定时定量、少量多餐**的饮食习惯，**忌暴饮暴食**。平时应减少**高脂肪食物**的摄取，不能吃**高胆固醇**的食物，多摄取富含膳食纤维的食物。多喝水，一般来说，一天至少要喝 2000 毫升的白开水。

板蓝根菊花茶

材料

板蓝根 30 克，菊花 20 克。

做法

板蓝根、菊花洗净后，直接泡水代茶饮用即可。

功效

清热利湿，适用于肝胆湿热型。

玉米须蚌肉汤

材料

玉米须 50 克，蚌肉 150 克。

做法

蚌肉及玉米须洗净；生姜洗净，切片。蚌肉、生姜和玉米须一同放入砂锅，加入适量清水，小火炖煮 1 小时，最后加盐调味即成。

功效

清肝利胆、利尿消肿，适用于肝胆湿热型。

佛手青皮蜜饮

材料

佛手 20 克，青皮 15 克，郁金 10 克，蜂蜜适量。

做法

佛手、青皮、郁金共入锅中，加适量水，煎 20 分钟，滤取汁；再加水，煎 20 分钟，滤取汁。把两次取得的汁液合并，待汤汁转温后调入蜂蜜即成。

功效

疏肝利胆、理气止痛，适用于肝郁气滞型。

便捷中成药

其他常用药

肝郁气滞型	肝胆湿热型	脓毒热盛型
排石利胆胶囊 胆石利通片	胆炎康胶囊 肝胆清胶囊	清热利胆冲剂 十一味金色散

金丹片
十味黑冰片丸

胆囊炎

胆囊炎与情志不遂、过食油腻、虫积或外感邪毒有关。胆囊炎有急、慢性之分，急性以热毒为主，慢性以湿热为主。临床常见右上腹强烈绞痛，阵发性加重，常伴有右肩背部痛、恶心、呕吐、发热、寒战等。

肝郁气滞型见于慢性胆囊炎，多表现为胸胁满闷，急躁易怒，纳差，口苦咽干，舌红、苔白微黄，脉弦细。肝胆湿热型见于慢性胆囊炎，多表现为右胁胀痛，恶心呕吐，不思饮食，口苦咽干，畏寒发热，目黄身黄，尿赤便秘，舌红、苔黄腻，脉弦或滑数。胆腑郁热型见于急性胆囊炎，多表现为上腹持续灼痛或绞痛，胁痛阵发性加剧，甚则痛引肩背，晨起口苦，时有恶心，身目黄染，持续低热，小便短赤，大便秘结，舌红、苔黄，脉滑数。

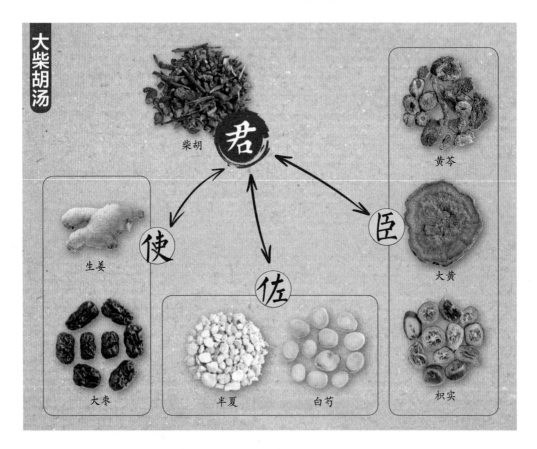

大柴胡汤

柴胡 君
黄芩
生姜 使
大黄 臣
大枣
半夏 白芍 佐
枳实

经典中药方

肝郁气滞型宜疏肝利胆、理气解郁；肝胆湿热型宜清热利湿、利胆通腑；胆腑郁热型宜清热利湿、利气行胆。

- **君：** 柴胡，调肝气、散郁结。
- **臣：** 香附，疏肝解郁；川芎，开郁行气。
- **佐：** 陈皮，理气行滞、和胃；枳壳，理气宽中；白芍、甘草，缓急止痛。
- **使：** 甘草，调和诸药。

柴胡疏肝散加减

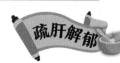 疏肝解郁

组方用法 陈皮（醋炒）、柴胡各6克，川芎、香附、枳壳（麸炒）、白芍各4.5克，甘草（炙）1.5克。水煎服。适用于肝郁气滞型。出自《医学统旨》。

随证加减 胁肋痛甚，酌加郁金、青皮、当归、乌药；肝郁化火，酌加栀子、黄芩、川楝子。

- **君：** 龙胆草，泻肝胆实火。
- **臣：** 黄芩、栀子，清热燥湿。
- **佐：** 泽泻、木通、车前子，清利湿热；当归、生地黄，养血益阴。
- **使：** 柴胡，疏达肝气；甘草，调和诸药。

龙胆泻肝汤加减

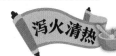 泻火清热

组方用法 龙胆草（酒炒）、木通、柴胡、生甘草各6克，黄芩（炒）、栀子（酒炒）、车前子、生地黄（酒炒）各9克，泽泻12克，当归3克。[①]水煎服，每日2次。适用于肝胆湿热型。出自《医方集解》。

随证加减 肝胆实火热盛，减木通、车前子，加黄连；湿盛热轻，减黄芩、生地黄，加滑石、薏苡仁。

- **君：** 柴胡，疏散少阳半表之邪。
- **臣：** 黄芩，和解少阳；大黄，通腑泻热；枳实，破气消积。
- **佐：** 白芍，缓急止痛；半夏，和胃降逆、止呕。
- **使：** 生姜、大枣，调和诸药。

大柴胡汤加减

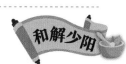 和解少阳

组方用法 柴胡24克，生姜15克，半夏12克，黄芩、白芍各9克，大黄6克，枳实（炙）4克，大枣12枚。水煎服，每日3次。适用于胆腑郁热型。出自《伤寒论》。

随证加减 身目黄染，加茵陈、栀子；心烦、失眠，加合欢皮、酸枣仁（炒）；恶心、呕吐，加姜竹茹；壮热，可加石膏、蒲公英、虎杖。

---

①原书未著用量，按现代用法酌取。

实用家庭方

胆囊炎患者在饮食规律的基础上，要注意食物细软，坚持低胆固醇饮食；忌食辛辣、刺激性食物。饮酒者要戒酒，也不要喝咖啡和浓茶以减少或避免对胆囊的刺激。要克服平时不健康的生活习惯，如熬夜、酗酒、抽烟等，坚持户外活动。

玉米须茶

材料

玉米须 50 克。

做法

水煎代茶饮。每日 1 次。

功效

利水通淋，促进胆汁分泌，适用于肝胆湿热型。

葱香柚皮汤

材料

柚皮、葱各适量。

做法

葱洗净，切段；柚皮去黄色外皮，浸于清水中。将柚皮放入锅中，加水煮，临沸时加入葱段、盐调味，饮汤即可。

功效

疏肝解郁、下气化痰，适用于肝郁气滞型。

山楂红糖饮

材料

山楂、红糖各适量。

做法

山楂片泡水，加红糖即可。每日 3 次。

功效

消食健胃、行气散瘀，有助于缓解胆囊炎引起的消化道症状。

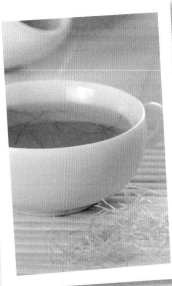

玉米须可以增加胆汁的分泌，促进胆汁排泄。

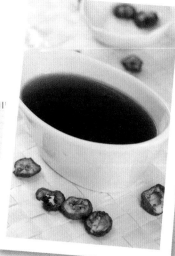

多喝山楂汤能缓解急性胆囊炎引起的呕吐、恶心等症状。

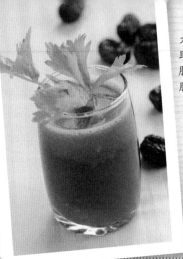

大枣芹菜汤有助于缓解急性胆囊炎引起的肋胁疼痛。

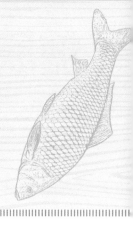

饮食调理

胆囊炎患者饮食上要注意，尽量避免用煎、炸、熘、炒等烹调方式，最好改为**炖、烩、煮、蒸、卤、焖**等方法。同时，在烹调时最好用**植物油**，不要用动物油。

鲤鱼赤小豆陈皮汤

材料

鲤鱼 1 条，赤小豆 120 克，陈皮 6 克。

做法

鲤鱼去杂，洗净；赤小豆淘净；陈皮洗净。所有材料一起放进锅内，加适量水，用大火煮沸后改中火煮至熟透，加盐调味即可。

功效

健胃、益脾、利胆，有助于缓解胆囊炎引起的腹部胀痛、呕吐等症状。

补气紫米饭

材料

紫米 100 克，包菜 200 克，鸡蛋 1 个。

做法

紫米淘净；包菜洗净，切丝；鸡蛋打入碗内拌匀。将包菜和米粒拌匀煮饭。蛋液煎成蛋皮，切丝撒到饭上即可。

功效

益气补血、暖胃健脾、滋补肝肾，可以在胆囊炎恢复期食用。

大枣芹菜汤

材料

芹菜 250 克，大枣 10 枚，红糖适量。

做法

大枣洗净，泡软；芹菜去根、去叶，洗净，切段。大枣、红糖加水煮汤。待大枣熬至软透出味，约剩 2 碗余汤汁，再加入芹菜段，用大火煮沸即可。

功效

平肝清热、补益脾胃，适用于肝胆湿热型。

便捷中成药

其他常用药

肝郁气滞型	肝胆湿热型	胆腑郁热型
胆宁片	利胆排石片	大柴胡颗粒
柴胡疏肝丸	龙胆泻肝丸	金胆片
舒肝止痛丸	消炎利胆片	

胰胆舒颗粒

糖尿病

糖尿病主要由于素体阴虚、饮食不节、情志失调所致。素体阴虚，多因房事不节，劳欲过度，损耗阴精，导致阴虚火旺，上蒸肺、胃而致病；长期过食肥甘、醇酒厚味，致使脾胃运化失职，积热内蕴，化燥耗津致病；长期精神刺激，导致气机郁结，进而化火，消烁肺胃阴津而致病。临床常见多尿、多饮、多食及消瘦。

肺热津伤型多表现为烦渴多饮，口干舌燥，尿频量多，舌边尖红、苔薄黄，脉洪而数。胃热炽盛型多表现为多食易饥，形体消瘦，大便干燥，舌苔黄，脉滑实有力。肾阴亏虚型多表现为尿频量多，混浊如脂膏，唇干口燥，舌红，脉沉细数。

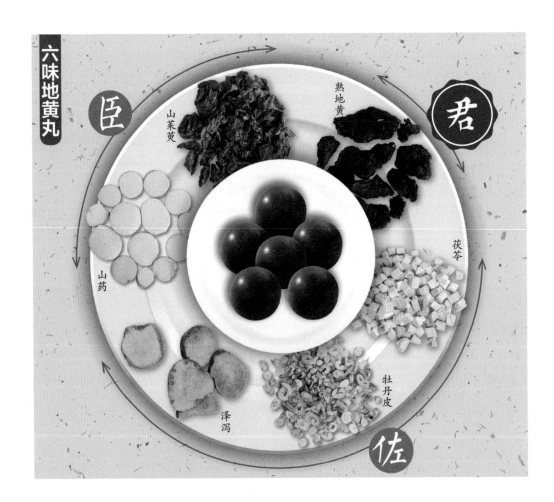

经典中药方

肺热伤津型宜清热润肺、生津止渴；胃热炽盛型宜清胃火、养阴增液；肾阴亏虚型宜滋阴固肾。

- **君**：黄连，清胃热；天花粉，生津止渴、清热润燥。
- **臣**：生地黄，滋阴清热；藕，降火生津；人乳，补血润燥。

消渴方加减

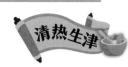
清热生津

组方用法 黄连末6克，天花粉末10克，人乳汁（亦可用牛乳代替）30毫升，藕汁、生地黄汁各50毫升。[1]另加姜汁10毫升、蜂蜜5毫升做成膏，噙化。适用于肺热伤津型。出自《丹溪心法》。

随证加减 胃火盛而能食易饥，加石膏、黄芩；小便频数或如膏，加五味子、知母、黄柏、玄参；泄泻，先用白术、白芍炒为末，调服，后服此药。

- **君**：石膏，清胃火。
- **臣**：熟地黄，滋肾补阴。
- **佐**：知母，清胃火；麦冬，滋肾阴。
- **使**：牛膝，引血热下行，兼补肝肾。

玉女煎加减

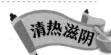
清热滋阴

组方用法 石膏9~15克，熟地黄9~30克，麦冬6克，知母、牛膝各4.5克。水煎服。适用于胃热炽盛型。出自《景岳全书》。

随证加减 火盛，加栀子、地骨皮；血分热盛，牙出血量多，减熟地黄，加生地黄、玄参。

- **君**：熟地黄，滋阴补肾。
- **臣**：山茱萸，补养肝肾；山药，补益脾阴。
- **佐**：泽泻，利湿而泻肾浊；茯苓，淡渗脾湿；牡丹皮，清泄虚热。

六味地黄丸加减

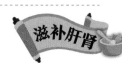
滋补肝肾

组方用法 熟地黄24克，山茱萸、山药各12克，泽泻、牡丹皮、茯苓各9克。温水送服。适用于肾阴亏虚型。出自《小儿药证直诀》。

随证加减 腰膝疼痛，加牛膝、杜仲、桑寄生；小便频数，减泽泻，加益智仁、覆盆子；肝血虚，加当归、白芍；兼有咳嗽气促，加五味子、麦冬。

---

[1]原书未著用量，按现代用法酌取。

实用家庭方

糖尿病患者饮食上应做到合理搭配，提倡摄入适量膳食纤维、优质蛋白、植物脂肪。日常生活做到劳逸结合，合理运动，每天至少 30 分钟中等强度的活动，可以选择散步、太极拳等。老年或有严重并发症者，量力而行，以不感觉劳累为度。

炒二冬

材料

冬瓜 200 克，干冬菇 30 克。

做法

冬瓜洗净，去皮，切小块；干冬菇泡发，切片，焯水；葱、姜切丝备用。热锅烧油，放入所有材料翻炒片刻，加盐调味，出锅前用水淀粉勾芡即可。

功效

清热降糖、补虚利水，有助于预防和缓解糖尿病。

绞股蓝银杏叶茶

材料

绞股蓝、银杏叶各 10 克。

做法

分别将绞股蓝、银杏叶洗净，晒干或烘干，共研成细末，分装 2 个绵纸袋中，封口挂线备用。用沸水冲泡，加盖闷 15 分钟即可。每次 1 袋，每日 2 次。

功效

滋补强身、降脂、降压、降糖。

紫甘蓝山药

材料

山药 50 克，紫甘蓝 100 克，桂花、木糖醇各适量。

做法

山药洗净，上锅蒸熟后去皮，切成长条状；紫甘蓝洗净后榨汁，放入木糖醇。将山药浸泡在紫甘蓝汁中 1~2 小时，上色均匀后码盘，撒上桂花即可。

功效

补脾胃、益肺肾，适用于肾阴亏虚型。

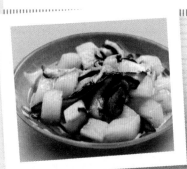

炒二冬营养丰富，但为糖尿病患者烹调时要少油少盐。

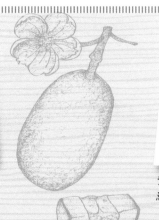

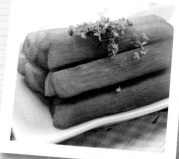

紫甘蓝山药适合偏肥胖的糖尿病患者食用。

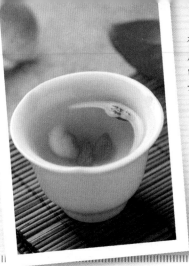

枸杞饮对肝肾阴虚型糖尿病引起的视物模糊有很好的调理作用。

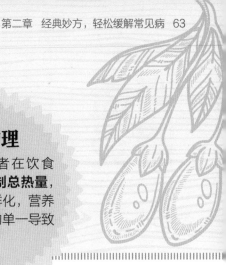

饮食护理

糖尿病患者在饮食方面应注意**控制总热量**，注意食物的多样化，营养均衡，避免食物单一导致营养不良。

枸杞饮

材料

枸杞子 15 克。

做法

水煎代茶饮服。每日 1 次。

功效

滋肾补肝，适用于肾阴亏虚型。

猪胰炖黄芪

材料

猪胰 1 个，黄芪 30 克。

做法

黄芪洗净，浸泡 15 分钟；猪胰洗净，切块，汆烫。所有材料入锅，加适量水，大火煮开以后转小火煲 1 个小时。出锅前加盐调味即可。

功效

清胃火，适用于胃热炽盛型。

素烧冬瓜

材料

冬瓜 200 克。

做法

冬瓜去皮切块，用沸水焯至断生时捞出。油锅烧热，下姜、葱炒香，加清汤烧开，放冬瓜块烧制后盛出，加盐，勾芡，淋在冬瓜上即可。

功效

利水消肿、清热生津。

便捷中成药

其他常用药

肺热伤津型

天芪降糖胶囊
消渴丸

胃热炽盛型

牛黄清胃丸
新清宁片

肾阴亏虚型

六味地黄丸
麦味地黄丸

大柴胡颗粒

肾盂肾炎

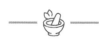

肾盂肾炎属中医"淋证"范畴，根据病程分为急性肾盂肾炎和慢性肾盂肾炎。急性者以发热、寒战、腰痛等为主要表现，慢性者以腰酸、腰痛、低热等为主要表现。

热淋型多表现为小便短涩、滴沥涩痛，尿道灼痛，少腹拘急，腰痛拒按，可伴发热、恶寒或寒战，或尿中带血，大便秘结，舌苔黄腻，脉濡数或滑数。气淋型实证者，小便涩滞、淋沥不畅，少腹满痛，舌苔薄白，脉沉弦；虚证者则少腹坠胀，尿有余沥，舌质淡，脉虚细无力。劳淋型多表现为小便不甚涩痛，但淋沥不尽，时作时止，遇劳即发或加重，腰膝酸软，神疲乏力，舌质淡，脉虚弱。

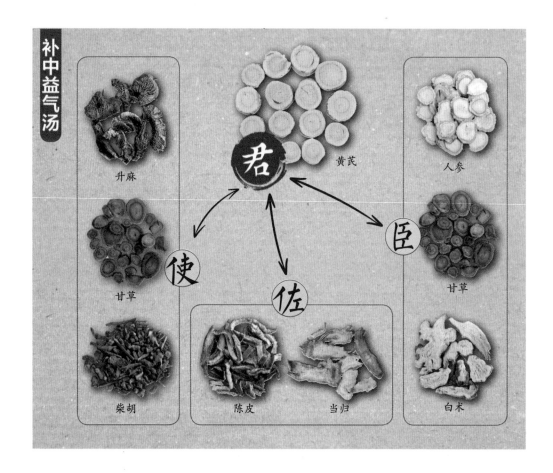

补中益气汤

升麻

黄芪

君

人参

甘草

使

臣

佐

甘草

柴胡

陈皮　当归

白术

经典中药方

热淋型宜清利下焦湿热；气淋实证宜利气疏导，虚证宜补中益气；劳淋型宜健脾益肾。

- **君：** 滑石、木通，清热渗湿。
- **臣：** 萹蓄、瞿麦、车前子，通淋利窍。
- **佐：** 栀子仁，通泻三焦之火；大黄，通腑泻热。
- **使：** 甘草，调和诸药、缓急止痛。

八正散加减

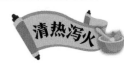

清热泻火

组方用法 车前子、瞿麦、萹蓄、滑石、栀子仁、甘草（炙）、木通、大黄（面裹，煨，去面，切，焙）各 480 克。作散，每次服 6 克，灯心草煎汤送服。适用于热淋型。出自《太平惠民和剂局方》。

随证加减 属血淋，加生地黄、小蓟、白茅根；石淋，加金钱草、海金沙、石韦等；膏淋，加萆薢、菖蒲。

- **君：** 黄芪，补中益气、固表止汗。
- **臣：** 人参、白术、甘草，益气健脾。
- **佐：** 当归，养血和营；陈皮，理气行滞。
- **使：** 柴胡、升麻，升阳举陷；甘草，调和诸药。

补中益气汤加减

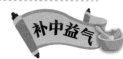

补中益气

组方用法 黄芪（病甚、劳役甚者 30 克）、甘草（炙）各 15 克，人参、白术各 9 克，当归（酒焙干或晒干）6 克，陈皮、升麻、柴胡各 6 克或 9 克。水煎服。适用于气淋虚证。出自《内外伤辨惑论》。

随证加减 兼腹中痛，加白芍；兼头痛，加蔓荆子、川芎；咳嗽，加五味子、麦冬；兼气滞，加木香、枳壳。

- **君：** 山药、熟地黄，补中健脾、补肾益精。
- **臣：** 山茱萸、牛膝、杜仲、五味子，滋阴填精；巴戟天、菟丝子，补肾助阳。
- **佐：** 泽泻、茯苓，泄肾浊、利水湿；肉苁蓉，益精血；赤石脂，补肝肾。

无比山药丸加减

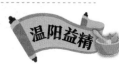

温阳益精

组方用法 山药 6 克，肉苁蓉 12 克，五味子 18 克，菟丝子、杜仲各 9 克，牛膝、泽泻、熟地黄、山茱萸、茯苓、巴戟天、赤石脂各 3 克。上药为末，炼蜜为丸，空腹以酒送服 20~30 丸。适用于劳淋型。出自《备急千金要方》。

随证加减 尿血者，可加仙鹤草、旱莲草、三七等。

实用家庭方

肾盂肾炎患者应多食新鲜蔬菜和水果，如西瓜、冬瓜，二者味甘性寒，既可清热利水、解毒，又可滋补阴津之亏。忌食肥腻、辛辣以及温热性食物，如韭菜、葱、蒜、胡椒、生姜、羊肉等防止燥热生长。同时也要控制盐的摄入量，防止过咸伤肾。

黑豆汤

材料

黑豆 100 克。

做法

黑豆与适量水入锅，煮成粥服食，可加适量红糖调味。

功效

补肾健脾，适用于劳淋型。

乌梅汁

材料

乌梅适量。

做法

乌梅置锅内，用大火炒至皮肉鼓起，表面呈焦黑色。喷淋少许清水灭尽火星，取出放凉，研细末。开水冲服即可。每日 2 次，每次 3 克。

功效

生津止渴、养阴润燥，适用于热淋型。

山药糯米粥

材料

山药 30 克，糯米 50 克。

做法

山药与糯米加适量水共煮粥，可加适量白糖服食。

功效

益气养阴、健脾益肾。

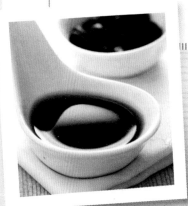

黑豆汤可补肾气、益精血，有助于改善腰膝酸软、畏寒怕冷等症状。

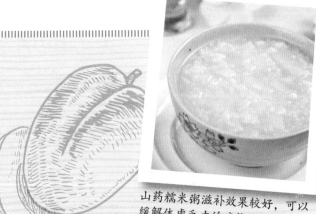

山药糯米粥滋补效果较好，可以缓解体虚乏力的症状。

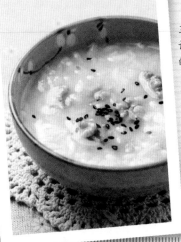

芝麻核桃粥能调理肾虚引起的腰膝酸软。

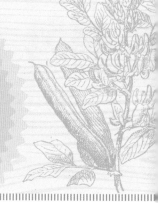

家庭防治

急性肾盂肾炎患者可**卧床休息**。平常多**饮水**，以增加尿量，冲洗尿路，减少炎症对膀胱和尿道的刺激。

蚕豆衣糖浆

材料

蚕豆衣 200 克，红糖 500 克。

做法

蚕豆衣与红糖入锅，煮成浸膏 200 毫升，分装 2 瓶。每日 2~3 次，每次 20~30 毫升，宜空腹服。

功效

养心补肾，适用于慢性肾盂肾炎患者。

冬瓜赤小豆汤

材料

带皮冬瓜 100 克，赤小豆 30 克。

做法

将带皮冬瓜洗净，切碎，与赤小豆同下锅，加水适量煮汤，煮至豆熟即可。

功效

清热利湿、消肿，适用于肾盂肾炎急性期全身浮肿者。

芝麻核桃粥

材料

糯米 20 克，核桃仁、粳米、黑芝麻各 30 克。

做法

粳米、黑芝麻、糯米分别提前浸泡并淘洗干净；核桃仁洗净。粳米、糯米入锅煮粥，米粥煮至黏稠加入冰糖，煮至冰糖溶化。再放入黑芝麻和核桃仁，搅拌均匀后再煮 2 分钟关火。

功效

补肾健脾，适用于劳淋型。

便捷中成药

其他常用药

热淋型	气淋型	劳淋型
八正合剂 癃清片 热淋清颗粒	五苓胶囊 补中益气丸	肾炎康复片 肾炎舒片

排石颗粒
萆薢分清丸

痛风

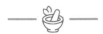

痛风属中医"痹证""历节风"等范畴。本病由风、寒、湿、热等外邪侵袭人体，闭阻经络，气血运行不畅所致。临床常见一个或多个关节重度疼痛、关节红肿。

风湿热痹型多表现为急性发作性关节红肿热痛，伴有发热，头痛，口干苦，舌质红、苔黄腻，脉弦数。痰瘀痹阻型多表现为关节疼痛，日久不愈，渐至肿大畸形，舌体肿胀、暗紫、尖布瘀点，脉沉弦或细涩。气血亏虚型多表现为久痹不愈，反复发作，呈游走性痛或呈酸楚、沉重感，甚则关节变形、活动不利，舌淡、苔薄白，脉细或细弱。

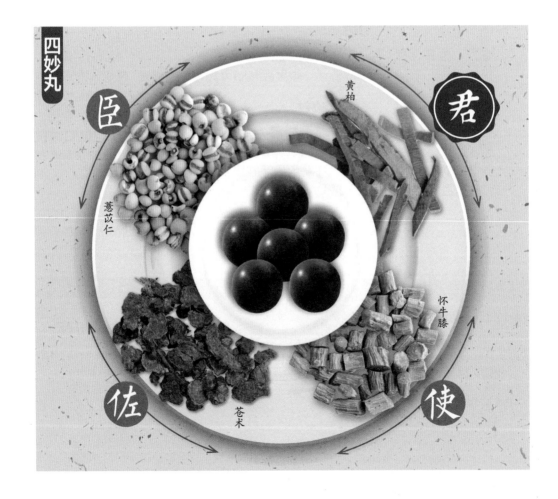

四妙丸

君　黄柏

臣　薏苡仁

佐　苍术

使　怀牛膝

经典中药方

风湿热痹型宜清热利湿；痰瘀痹阻型宜活血化瘀、化痰通络；气血亏虚型宜祛风除湿、散寒、补益气血。

- **君：** 黄柏，清热燥湿。
- **臣：** 薏苡仁，渗湿健脾。
- **佐：** 苍术，燥湿健脾。
- **使：** 怀牛膝，引药下行。

四妙丸

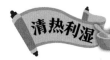
清热利湿

组方用法 黄柏（炒）、苍术（炒）、怀牛膝、薏苡仁各24克。口服，丸剂，每次6克，每日2次，温开水送服；汤剂，水煎服，每日1剂，于饭前分3次服。适用于风湿热痹型。出自《成方便读》。

- **君：** 桃仁、红花，活血散瘀。
- **臣：** 牛膝、地龙，活血通络。
- **佐：** 五灵脂、没药、当归、川芎、香附，活血通经；秦艽，祛风通络；羌活，祛风胜湿。
- **使：** 甘草，调和诸药。

身痛逐瘀汤加减

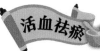
活血祛瘀

组方用法 秦艽、羌活、香附各3克，川芎、没药、五灵脂（炒）、地龙、甘草各6克，桃仁、红花、当归、牛膝各9克。水煎服。适用于痰瘀痹阻型。出自《医林改错》。

随证加减 无周身痹痛，减秦艽、羌活；兼有风湿，加独活、狗脊；兼肾虚，加杜仲、续断、熟地黄。

- **君：** 独活，祛下焦风寒湿邪；桑寄生，补肝肾。
- **臣：** 秦艽、防风，祛风湿；细辛，祛寒止痛；肉桂，温通经脉；桑寄生、牛膝、杜仲，补肝肾；人参、茯苓，补气健脾。
- **佐：** 当归、白芍、生地黄、川芎，养血活血。
- **使：** 甘草，调和诸药。

独活寄生汤加减

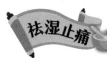
祛湿止痛

组方用法 独活9克，桑寄生、杜仲、牛膝、细辛、秦艽、茯苓、肉桂、防风、川芎、人参、甘草、当归、白芍、生地黄各6克。水煎服。适用于气血亏虚型。出自《备急千金要方》。

随证加减 痹证疼痛较剧，酌加川乌（制）、草乌（制）、白花蛇；寒邪偏盛，酌加附子、干姜；湿邪偏盛，减生地黄，酌加防己、薏苡仁、苍术；正虚不甚，减生地黄、人参。

实用家庭方

痛风患者应避免进食高嘌呤的食物，如动物肝、肾、脑等。采取主动饮水的积极态度，不能等有口渴感时才饮水，不可平时不饮，口渴临时暴饮。饮水最佳时间是两餐之间及晚间和清晨。

山楂陈皮桂花粥

材料

山楂片、陈皮、桂花各 10 克，小米 50 克，薏苡仁 20 克。

做法

薏苡仁提前浸泡，与小米同煮粥，待粥将成时加入山楂片、陈皮、桂花，搅拌均匀，再煮 5 分钟即可。

功效

降血脂、助消化，适合血脂高、容易腹胀的痛风患者服用。

秦艽煲瘦肉

材料

秦艽 30 克，猪瘦肉 50 克。

做法

猪瘦肉洗净，切成块；秦艽洗净、切块。把猪肉块与秦艽共入煲内，加适量水煮至肉熟烂，加盐调味即可。

功效

祛风湿、舒筋络、清虚热、利湿退黄，适用于风湿热痹型。

菠萝芹菜汁

材料

芹菜 50 克，菠萝 70 克。

做法

芹菜洗净，切成小段；菠萝去皮，果肉切成小块，盐水浸泡 10 分钟。将芹菜段和菠萝块倒入榨汁机中，加适量凉开水一同榨成汁即可。

功效

改善血液循环，降低尿酸。

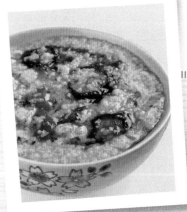

山楂陈皮桂花粥也可用于缓解肠胃不适。

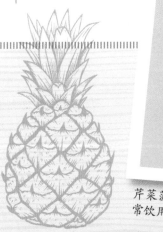

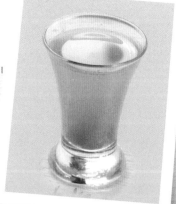

芹菜菠萝汁嘌呤含量较低，可常饮用。

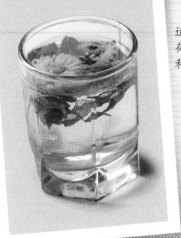

适量饮用薄荷菊花茶可利尿解毒。

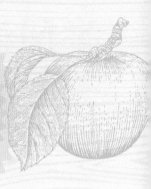

按摩护理

按摩是缓解痛风的常用手法。中指指腹按揉**风市穴**，每次按揉大约2分钟，每日可间隔按揉2次，可以起到**疏风解表**、**运化水湿**的作用，有助于缓解痛风。

薄荷菊花茶

材料

薄荷叶、菊花各适量。

做法

薄荷叶与菊花一起用开水冲泡，加盖闷5分钟即可。

功效

疏风散热、清利头目，有效缓解痛风患者的关节肿痛。

橘皮牛肉丝

材料

牛里脊肉250克，橘皮5克，鸡蛋清1个。

做法

牛肉洗净，切成丝，加入蛋清、淀粉搅匀；橘皮洗净，切丝。将牛肉丝在油锅中炒至熟，再入橘皮丝、盐，略翻炒即可。

功效

理气健脾、燥湿化痰、活络，适用于痰瘀痹阻型。

苹果雪梨煲牛腱

材料

甜杏仁、苦杏仁、大枣各25克，苹果、雪梨各1个，牛腱600克。

做法

苹果、雪梨分别洗净，切块；牛腱洗净，切块，汆烫后捞起备用；甜杏仁、苦杏仁、大枣和姜分别洗净。将上述材料入锅，加适量水，以大火煮沸后，再以小火煮1.5小时，最后加盐调味即可。

功效

清热解毒、利尿通淋，有助于尿酸的排出。

便捷中成药

风湿热痹型	痰瘀痹阻型	气血亏虚型	其他常用药
二妙丸 三妙丸 四妙丸	益肾蠲痹丸 瘀血痹颗粒	八珍颗粒 人参养荣丸	寒湿痹颗粒 参苓白术丸

类风湿性关节炎

类风湿性关节炎属于中医的"痹证""鹤膝风""腰痛"等范畴。本病由正气不足，感受风、寒、湿、热之邪，或由素体阴虚，阳气偏盛，邪从热化，或由风寒湿痹，郁久化热，或气血为病邪阻闭所致。

寒湿阻遏型多表现为肢体关节冷痛、屈伸不利、日轻夜重、遇寒痛增、得热则减，或痛处有肿胀。湿热浸淫型多表现为关节局部红肿、灼热，疼痛重者，发热、口渴、尿频而黄短。风湿痹阻型多表现为关节疼痛、肿胀，游走不定、时发时止，恶风，头痛，肢体沉重。

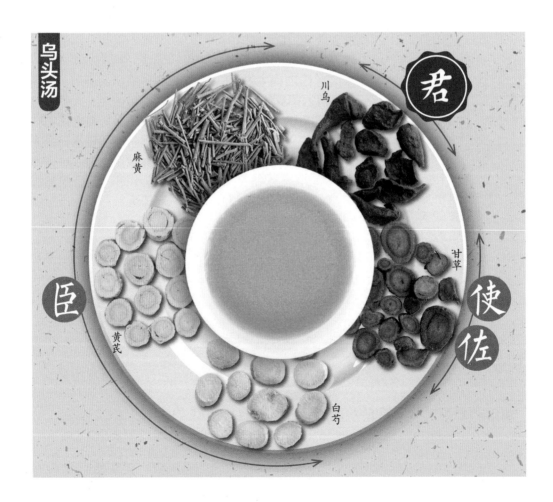

乌头汤

麻黄　川乌　君

臣　黄芪　甘草　使佐

白芍

经典中药方

寒湿阻遏型宜温经散寒、祛湿通络；湿热浸淫型宜清热利湿、宣痹通络；风湿痹阻型宜祛风除湿、通络止痛。

- **君：**川乌，温中散寒。
- **臣：**麻黄，开腠散寒；黄芪、白芍，益气和血。
- **佐：**甘草，调和诸药。
- **使：**甘草，调和诸药。

乌头汤加减

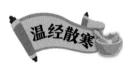
温经散寒

组方用法 麻黄、黄芪、白芍、甘草（炙）各9克，川乌5枚。水煎，每次服42毫升。适用于寒湿阻遏型。出自《金匮要略》。

随证加减 痛重，加草乌（制）、干姜；肿著，加薏苡仁或防己；病久体虚，加黄芪。

- **君：**防己，宣痹止痛。
- **臣：**杏仁，宣肺利气；薏苡仁、蚕沙，健脾和中。
- **佐：**连翘、栀子、滑石、赤小豆皮，清热利湿；半夏，燥湿化浊。

宣痹汤加减

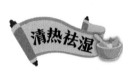
清热祛湿

组方用法 防己、杏仁、滑石、薏苡仁各15克，连翘、栀子、半夏（醋炒）、蚕沙、赤小豆皮各9克。水煎温服，每日3次。适用于湿热浸淫型。出自《温病条辨》。

随证加减 痛甚，加片姜黄、海桐皮。

- **君：**羌活、独活，祛风胜湿。
- **臣：**防风，祛风除湿；藁本，散风寒、湿邪。
- **佐：**川芎，活血祛风；蔓荆子，祛风止痛。
- **使：**甘草，调和诸药。

羌活胜湿汤加减

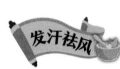
发汗祛风

组方用法 羌活、独活各3克，藁本、防风、甘草（炙）、川芎各1.5克，蔓荆子0.9克。水煎服。适用于风湿痹阻型。出自《内外伤辨惑论》。

随证加减 湿邪较重，肢体酸楚甚，加苍术、细辛；郁久化热，加黄芩、黄柏、知母。

实用家庭方

类风湿性关节炎患者饮食上要注意摄入足量的蛋白质和维生素，以供组织修复之需。注意锻炼肢体关节功能，促进身体恢复。冬季清晨起床时要注意保暖，可以做一些暖身运动，比如太极拳、八段锦等。

百合雪梨粥

材料

雪梨、百合各20克，糯米90克。

做法

雪梨去皮，洗净，切块；百合泡发，洗净；糯米淘洗干净。锅中注入清水，放入糯米，用大火煮至米粒开花，然后放入雪梨、百合，改小火煮至粥成，最后放入冰糖，熬至冰糖溶化即可。

功效

养阴润肺、清心安神，有助于缓解类风湿性关节炎。

木瓜薏苡仁汤

材料

木瓜10克，薏苡仁30克。

做法

木瓜洗净，切块；薏苡仁淘洗干净。将两者一起放入锅内，加水适量，用大火煲沸后转小火炖至薏苡仁熟烂即可食用。

功效

祛湿消肿、除湿消痹，适用于风湿痹痛者。

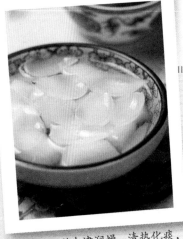

百合、雪梨生津润燥、清热化痰，比较适合秋天食用。

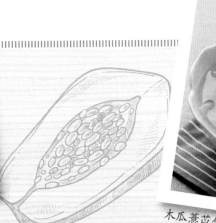

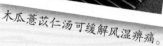

木瓜薏苡仁汤可缓解风湿痹痛。

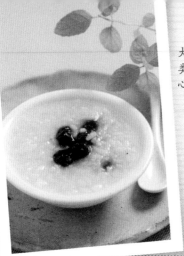

大枣粳米粥有助于缓解类风湿性关节炎引起的心神不安。

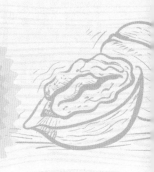

生活护理

类风湿性关节炎急性期应将关节置于**休息体位**，减少运动。关节疼痛有所减轻后，可根据具体的情况进行相应的**关节操**或**膝关节按摩**。

大枣粳米粥

材料

大枣4枚，粳米100克。

做法

粳米淘洗干净；大枣洗净。锅中放入粳米、大枣煮至米粒开花，放入白糖稍煮后搅拌均匀便可食用。

功效

补中益气、养血安神，有助于缓解伴随风湿性关节炎出现的肢体麻木等症状。

核桃葱姜茶

材料

桃仁、葱白、生姜各25克，茶叶15克。

做法

将上述材料共捣烂，同茶叶共放砂锅中，加水一碗半煎沸，去渣一次服下，卧被避风取汗，每日1剂。

功效

祛风散寒，有助于缓解患者关节冷痛等症状。

韭菜根汤

材料

韭菜根适量。

做法

煎汤洗患处。

功效

温中行气、散瘀解毒，有助于缓解患者关节胀痛的症状。

便捷中成药

其他常用药

通络开痹片
雷公藤片

寒湿阻遏型	湿热浸淫型	风湿痹阻型
蚁参蠲痹胶囊 附马开痹片	昆明山海棠片 雷公藤多苷片	独活寄生合剂 雷公藤总萜片

原发性高血压

原发性高血压多因情志失调、饮食不节或内伤虚损导致阴阳失调而发病。临床多见头晕、头胀、失眠、健忘。

肝火亢盛型多表现为头痛目眩，面赤，胸胁胀痛，心烦易怒，寐少多梦，口苦、口干，大便秘结，舌红、苔黄，脉弦数有力。痰浊上蒙型多表现为头重如蒙，视物旋转，胸闷作恶，呕吐痰涎，心悸失眠，口淡，食少，舌胖、苔白腻，脉弦滑。阴虚阳亢型多表现为头晕目眩，脑海空虚，耳鸣耳聋，腰膝酸软，失眠多梦，口干咽燥，舌少苔，脉细略数。

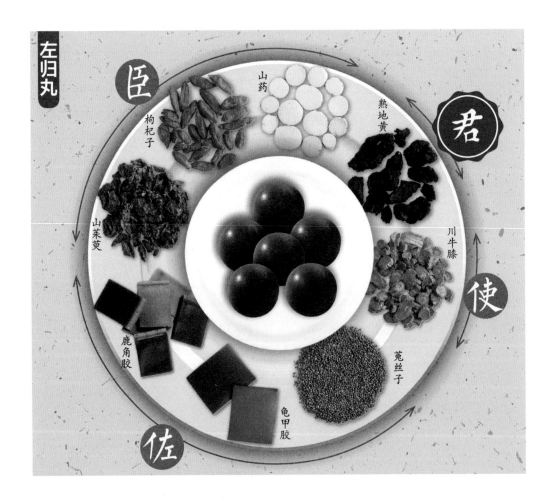

左归丸

臣 — 枸杞子 山药 君 — 熟地黄 川牛膝 使 山茱萸 鹿角胶 龟甲胶 菟丝子 佐

经典中药方

肝火亢盛型宜清肝泻火、清利湿热；痰浊上蒙型宜燥湿祛痰、健脾和胃；阴虚阳亢型宜滋养肝肾、养阴填精。

- **君**：天麻，平肝息风；钩藤，清肝息风。
- **臣**：石决明、川牛膝，清肝活血。
- **佐**：益母草、栀子、黄芩，清肝降火；杜仲、桑寄生，补肝肾；夜交藤、朱茯神，安心神。

天麻钩藤饮加减

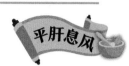
平肝息风

组方用法 天麻、杜仲、益母草、桑寄生、夜交藤、朱茯神、栀子、黄芩各9克，钩藤、川牛膝各12克，石决明18克。水煎服，每日2~3次。适用于肝火亢盛型。出自《中医内科杂病证治新义》。

随证加减 口苦、面赤、心烦易怒，加龙胆草、夏枯草。

- **君**：半夏，燥湿化痰；天麻，平肝息风。
- **臣**：白术、茯苓，健脾祛湿。
- **佐**：橘红，理气化痰。
- **使**：甘草，调和诸药。

半夏白术天麻汤加减

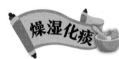
燥湿化痰

组方用法 半夏4.5克，天麻、茯苓、橘红各3克，白术9克，甘草1.5克。另加生姜1片，大枣2枚。水煎服。适用于痰浊上蒙型。出自《医学心悟》。

随证加减 眩晕较甚，加僵蚕、胆南星；头痛甚，加蔓荆子、白蒺藜；呕吐甚，可加代赭石、旋覆花；兼气虚，加党参、生黄芪。

- **君**：熟地黄，滋肾填精。
- **臣**：山茱萸，养肝滋肾；枸杞子，补肾益精；山药，补脾益阴。
- **佐**：龟甲胶，填补精髓；鹿角胶，温肾壮阳；菟丝子，补肾阳。
- **使**：川牛膝，补肝肾。

左归丸加减

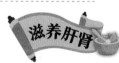
滋养肝肾

组方用法 熟地黄240克，山药（炒）、枸杞子、山茱萸、菟丝子（制）、鹿角胶（敲碎，炒珠）、龟甲胶（切碎，炒珠）（无火者不必用）各120克，川牛膝（蒸熟）（精滑者不用）90克。炼蜜为丸，和淡盐汤服下。适用于阴虚阳亢型。出自《景岳全书》。

随证加减 真阴失守，虚火上炎，减枸杞子、龟甲胶，加女贞子、麦冬；夜热骨蒸，加地骨皮。

实用家庭方

在日常生活中，高血压患者要注意戒烟限酒，不能过度劳累，避免熬夜。饮食要注意低盐低钠，少吃高油脂、高热量的食物，多吃新鲜蔬菜和瓜果。高血压患者不可以进行剧烈运动，可以选择一些比较平稳的运动，比如散步、打太极、瑜伽等。

山楂金银花茶

材料

山楂、金银花各 10 克。

做法

山楂、金银花洗净后倒入杯中，冲入开水。盖上盖子闷 1 分钟即可。

功效

活血化瘀、清热解毒，有助于降血压和缓解因血压高而出现的头晕。

玉竹麦麸茶

材料

玉竹 10 克，麦麸 50 克。

做法

玉竹磨细末，与麦麸均匀混合。每日用沸水冲泡，代茶饮即可。

功效

滋阴生津，适用于阴虚阳亢型。

芹菜汁

材料

水芹菜 100 克。

做法

将水芹菜洗净，切段，晒干。水煎取汁即可，每日 3 次。

功效

祛风、清热降火，适用于肝火亢盛型。

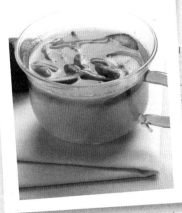

适量饮用山楂金银花茶可帮助稳定血压。

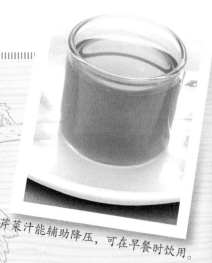

芹菜汁能辅助降压，可在早餐时饮用。

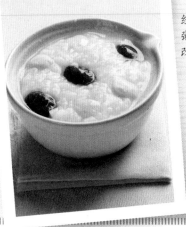

经常喝大枣杏仁粥还可补脾养胃，改善气血不足。

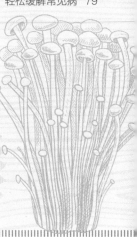

按摩护理

敲打**曲池穴**有助于降低血压，**缓解头晕、头痛**等症状。此外，经常拍打、按摩曲池穴，有预防**高血压**的作用。每次按摩大约 5 分钟，每日可以按摩 1~2 次。

芹菜金菇猪肉汤

材料

芹菜、金针菇各 350 克，胡萝卜 300 克，猪肉 400 克。

做法

将芹菜洗净，切段；胡萝卜洗净，去皮，切块；金针菇洗净；猪肉洗净，切块。锅中加适量水，大火烧沸，加入胡萝卜块、姜片和猪肉，用中火煲 1.5 小时，再放入金针菇和芹菜，煮至菜熟，最后加盐调味即可。

功效

清热解毒、利尿、降压，适用于肝火亢盛型。

大枣杏仁粥

材料

粳米 100 克，大枣 4 枚，杏仁 10 克。

做法

粳米、大枣、杏仁分别洗净，一同煮粥即可。

功效

补脾和胃、益气生津，有助于降低血压。

葛花荷叶茶

材料

葛花 15 克，荷叶 60 克。

做法

荷叶切丝，与葛花一同入锅煮沸。去渣取汁即可。

功效

养肝清热，适用于肝火亢盛型。

便捷中成药

其他常用药

肝火亢盛型	痰浊上蒙型	阴虚阳亢型
脑立清片 清脑降压片	牛黄降压丸 半夏天麻丸	杞菊地黄丸 复方罗布麻颗粒 正天丸

心可舒胶囊
强力定眩片

脑卒中

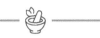

脑卒中是由于正气亏虚，饮食、情志、劳倦内伤等引起气血逆乱，产生风、火、痰、瘀，导致脑脉痹阻或血溢脑脉之外而发病。临床多见突然昏倒、意识不清、偏瘫。

风痰入络型多表现为突然口眼歪斜，口角流涎，肌肤麻木，手足拘挛，甚则半身不遂、舌苔薄白，脉弦滑而数。阳闭型多表现为不省人事，牙关紧闭，口噤不开，两手握固，二便闭塞，肢体拘挛，舌苔黄腻，脉弦滑而数。阴闭型与阳闭型症状相似，更多显寒象，如面白唇青，痰涎壅盛，四肢不温，静卧不烦，舌苔白腻，脉沉滑缓。

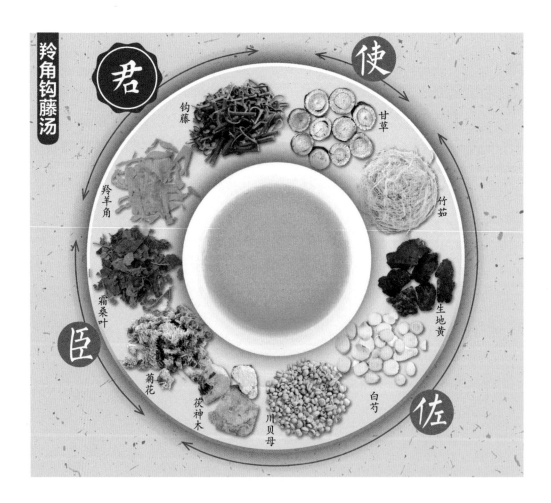

羚角钩藤汤

君　钩藤　羚羊角

使　甘草　竹茹

臣　霜桑叶　菊花　茯神木

佐　生地黄　白芍　川贝母

经典中药方

风痰入络型宜息风、化痰、通络；阳闭型宜辛凉开窍、清肝息风；阴闭型宜辛温开窍、除痰息风。

- **君：** 白附子，祛风化痰。
- **臣：** 全蝎、僵蚕，祛风止痉。

牵正散加减

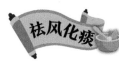
祛风化痰

组方用法 白附子、僵蚕、全蝎（去毒）各3克。[1]热酒调服，不拘时候，也可水煎服。适用于风痰入络型。出自《杨氏家藏方》。

随证加减 初起风邪重，加羌活、防风、白芷；病久不愈，酌加蜈蚣、地龙、天麻、桃仁、红花等。

- **君：** 羚羊角，凉肝息风；钩藤，息风解痉。
- **臣：** 霜桑叶、菊花，清热平肝。
- **佐：** 生地黄，凉血滋阴；白芍，养阴柔肝；川贝母、竹茹，清热化痰；茯神木，平肝、宁心、安神。
- **使：** 甘草，调和诸药。

羚角钩藤汤加减

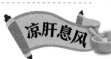
凉肝息风

组方用法 羚羊角4.5克（现以山羊角13.5克代替，先煎），霜桑叶6克，川贝母12克，生地黄（鲜）、竹茹（鲜刮）各15克，钩藤、菊花、茯神木、白芍各9克，生甘草2.4克。水煎服。适用于阳闭型。出自《通俗伤寒论》。

随证加减 邪热内闭，神昏谵语，宜配合紫雪丹或安宫牛黄丸；抽搐甚，配合止痉散；便秘，加大黄、芒硝。

- **君：** 天南星，祛风散结。
- **臣：** 枳实，下气行痰；橘红，下气消痰；半夏，燥湿祛痰。
- **佐：** 茯苓，利水渗湿。
- **使：** 甘草，调和诸药。

导痰汤加减

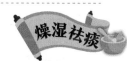
燥湿祛痰

组方用法 半夏120克，天南星（炮）、橘红、枳实（麸炒）、茯苓各30克，甘草15克。另加生姜10片，水煎，每次服12克。适用于阴闭型。出自《重订严氏济生方》。

随证加减 胸闷、咳嗽，加苍术、香附。

---

①原书未著用量，按现代用法酌取。

实用家庭方

脑卒中患者在饮食上宜食清淡易消化之物，忌肥甘厚味、动风辛辣及刺激之品，并禁烟酒，要保持心情舒畅，做到起居有常、饮食有节，避免疲劳，以防止复发。恢复期可以进行相应的功能锻炼，并配合针灸、推拿、艾灸等综合调理。

乌鸡汤

材料
乌骨鸡1只。

做法
乌骨鸡去杂，洗净切块后加入适量清水、黄酒，小火煨炖至骨酥肉烂时即成。食肉饮汤，数日食毕。

功效
适用于脑卒中后语言障碍、行走不便者。

黑豆桃仁红糖饮

材料
黑豆50克，桃仁10克，红糖30克。

做法
将黑豆与桃仁洗净，放入砂锅，加适量水煎煮，待豆熟透后取汁去渣，加红糖调匀。早晚分2次服用。

功效
活血通络，适用于各型脑卒中。

白萝卜粥

材料
白萝卜适量，粳米100克。

做法
白萝卜洗净，切丁；粳米淘洗干净。白萝卜丁与粳米一起加水，如常法煮成稀粥。早晚温热服食。

功效
消积滞、除痰热，适合脑卒中初期喉中有痰、口臭、消化不良的患者食用。

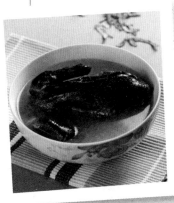

乌鸡是补虚劳、养身体的佳品。

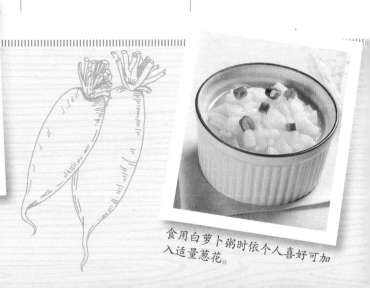

食用白萝卜粥时依个人喜好可加入适量葱花。

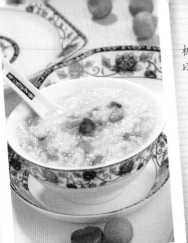

板栗桂圆粥可以益脾健脑。

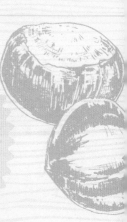

养护调理

脑卒中患者要**根据病情尽早活动**，可以每2小时翻身1次。平时抬高患肢，促进血液回流，防止肿胀。尽量避免下肢输液，以防形成下肢深静脉血栓。

黄牛肉膏

材料

嫩黄牛肉300克。

做法

牛肉洗净，水煮成糜，去渣取液。继续熬成琥珀色收膏。

功效

温补脾胃、益气养血。

板栗桂圆粥

材料

板栗、桂圆肉各15克，粳米50克。

做法

板栗去壳，切碎；粳米淘洗干净。板栗与粳米同煮，粥将熟时放桂圆肉，食用时加白糖调味即可。

功效

补肾、强筋、通脉，适用于风痰入络型。

芝麻丸

材料

黑芝麻50克，蜂蜜适量。

做法

将黑芝麻洗净，上锅蒸3次，每次约20分钟；晒干后，炒熟研成细末，加蜂蜜少许，做成约10克重的丸药。用温黄酒送下，每日服3次，每次服1丸。

功效

补肝肾、益精血。

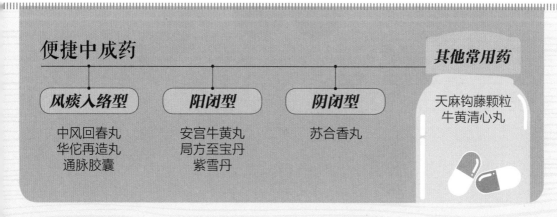

便捷中成药

其他常用药

风痰入络型	阳闭型	阴闭型	
中风回春丸 华佗再造丸 通脉胶囊	安宫牛黄丸 局方至宝丹 紫雪丹	苏合香丸	天麻钩藤颗粒 牛黄清心丸

心律失常

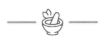

心律失常多与邪毒外侵、精神刺激、心气不足有关。

心血不足型多表现为心悸，怔忡，头晕，面色不华，倦怠乏力，舌淡红少津、苔少或无，脉细数或结代。阴虚火旺型多表现为心悸不宁，气短少寐，头晕目眩，手足心热，腰酸耳鸣，舌红少津、苔少或无，脉象细数。水饮凌心型多表现为心悸眩晕，胸脘痞满，形寒肢冷，小便短少，或下肢浮肿，渴不欲饮，恶心、吐涎，舌淡胖、苔白滑，脉弦滑或沉细而滑。

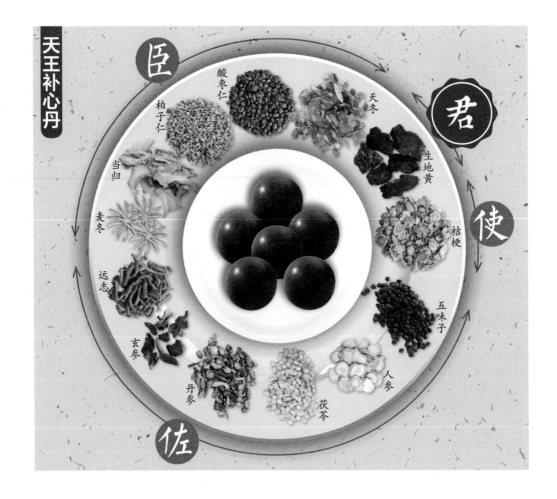

经典中药方

心血不足型宜补养心血、益气安神；阴虚火旺型宜滋阴降火、养心安神；水饮凌心型宜振奋心阳、化气行水。

- **君**：黄芪，益气补脾；龙眼肉，养心安神。
- **臣**：人参、白术，补脾益气；当归，补血养心。
- **佐**：茯苓、酸枣仁、远志，宁心安神；木香，理气醒脾。
- **使**：甘草，补气调中。

归脾汤加减

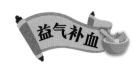
益气补血

组方用法 白术、当归、茯苓、黄芪（炒）、龙眼肉、远志、酸枣仁（炒）、人参各3克，木香1.5克，甘草（炙）0.9克。另加生姜、大枣，水煎，每次服12克。适用于心血不足型。出自《正体类要》。

随证加减 失眠多梦，加合欢皮、夜交藤、五味子、柏子仁、莲子心等。

- **君**：生地黄，壮水以制虚火。
- **臣**：天冬、麦冬，滋阴清热；酸枣仁、柏子仁，养心安神；当归，补血润燥。
- **佐**：人参，补益心气；五味子，益气敛阴且安心神；茯苓、远志，养心安神；玄参，滋阴降火；丹参，养心活血。
- **使**：桔梗，引药入心经。

天王补心丹加减

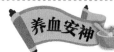
养血安神

组方用法 人参、茯苓、玄参（微炒）、丹参（微炒）、桔梗、远志各15克，当归、五味子、麦冬、天冬、柏子仁、酸枣仁（炒）各30克，生地黄120克。作丸剂，每次服6~9克。适用于阴虚火旺型。出自《校注妇人良方》。

随证加减 失眠重，酌加龙眼肉、夜交藤；心悸、怔忡甚，酌加龙骨、磁石；遗精，可酌加金樱子、牡蛎（煅）。

- **君**：茯苓，健脾利水。
- **臣**：桂枝，平冲降逆。
- **佐**：白术，健脾燥湿；甘草，温补中阳、益气健脾。
- **使**：甘草，调和诸药。

苓桂术甘汤加减

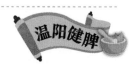
温阳健脾

组方用法 茯苓12克，桂枝9克，白术、甘草（炙）各6克。水煎服，每日3次。适用于水饮凌心型。出自《伤寒论》。

随证加减 水气上冲，减白术加杏仁；心下痞或腹中有水声者，可加枳实、生姜；水气上冲，兼挟湿浊之邪，减甘草（炙）、白术，加杏仁、薏苡仁。

实用家庭方

心律失常患者要注意情志上的调养，保持心情愉快，情绪稳定，避免情志过极为害。饮食上避免过饥过饱，宜低脂、低盐饮食。重症患者，应卧床休息，待症状消失后，循序渐进地增加活动量。

百合糖水

材料

百合 60 克，冰糖适量。

做法

百合洗净，水煎煮，加冰糖调服。每日 1 次。

功效

清心安神、清热除烦，适用于阴虚火旺型。

莲子百合煨猪肉

材料

莲子 50 克，百合 60 克，猪瘦肉 150 克。

做法

莲子、百合分别洗净；猪瘦肉洗净氽烫。所有材料同放入锅内加水，再加入葱、姜、盐和适量米酒。大火烧沸，转小火煨炖 1 小时即可。

功效

清热固精、安神强心，适用于阴虚火旺型。

玉竹汤

材料

玉竹 15 克。

做法

浓煎，分 2 次服用。

功效

养阴生津，适用于阴虚火旺型。

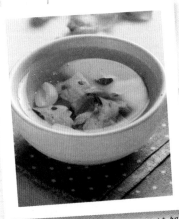

百合糖水滋阴润肺，有助于缓解肺热久咳。

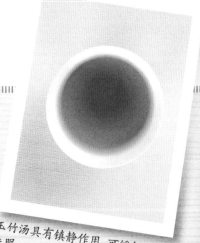

玉竹汤具有镇静作用，可缓解心烦、失眠。

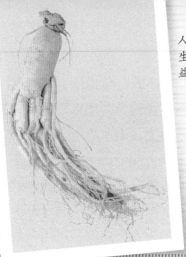

人参可大补元气、生津养血、安神益智。

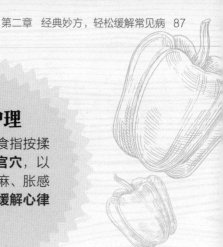

按摩护理

用拇指或食指按揉5~10分钟**劳宫穴**，以局部出现酸、麻、胀感为宜，有助于**缓解心律失常**的症状。

仙人掌炒青椒

材料

仙人掌200克，青椒、红椒各100克。

做法

仙人掌去刺、去皮，洗净，切块，焯水；青椒、红椒分别切丝。锅中放油，爆香姜末，下入青椒丝、红椒丝、仙人掌块，烹入料酒，最后放盐，炒至入味即可。

功效

养心补血，适用于心悸、失眠。

紫菜百合羹

材料

百合100克，鸡蛋1个，白果20克，紫菜适量。

做法

锅上火，注入适量清水，待水开后放入白果、百合稍烫。油烧热，爆香姜末。锅中加入清水，沸后放入烫过的材料和紫菜，加入盐调味，淋入蛋清即可。

功效

清心安神、润肺止咳，有助于缓解心悸、怔忡。

人参方

材料

人参适量。

做法

将人参切成2毫米左右的饮片，早晨或晚上临睡前取1片放于口中慢慢含服。前期可每日含2片，后期每日可含1片，10天为1个疗程。

功效

益气养阴，适用于心慌、心悸、自汗等症状。

便捷中成药

其他常用药

心血不足型
柏子养心丸
芪参益气滴丸

阴虚火旺型
知柏地黄丸
天王补心丹

水饮凌心型
五苓胶囊
苓桂术甘丸

稳心颗粒
参松养心胶囊

荨麻疹

因为皮肤出现鲜红色或苍白色风团，时隐时现，所以荨麻疹在中医中被称为"瘾疹"。其特征是瘙痒性风团，突然发生，迅速消退，不留任何痕迹。

风寒型多表现为风团色白，遇寒冷或风吹症状加剧，得暖则瘥，冬重夏轻，多见于寒冷刺激性荨麻疹。风热型多表现为发病急骤，风团色红剧痒，遇热加重，得冷则轻，恶风微热，口渴心烦。气血两虚型多为久病后耗气伤血所致，表现为每日发疹不息，致食纳锐减，夜寐欠安，神情疲惫，面色苍白，肢软无力，动辄气喘，唇甲色淡。

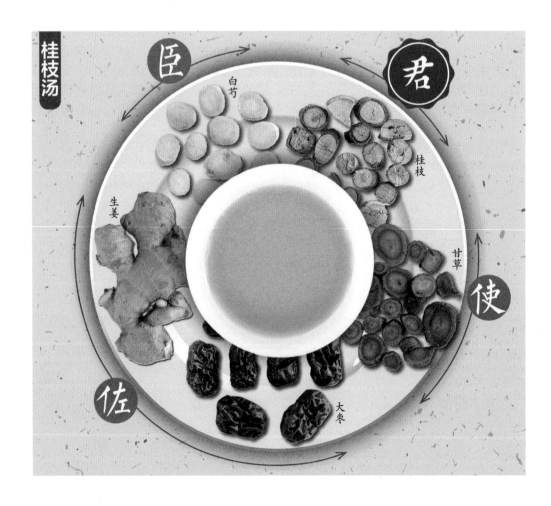

经典中药方

风寒型宜疏风散寒、调和营卫；风热型宜祛风清热、利湿；气血两虚型宜调补气血。

- **君**：桂枝，散寒调卫。
- **臣**：白芍，敛阴和营。
- **佐**：生姜，温胃止呕；
  大枣，益气补中。
- **使**：甘草，益气和中、调和诸药。

桂枝汤加减

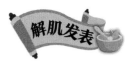
解肌发表

组方用法 桂枝、白芍、生姜各9克，甘草（炙）6克，大枣12枚。水煎服，每日3次。适用于风寒型。出自《伤寒论》。

随证加减 恶风寒较甚，加防风、荆芥、淡豆豉；体质素虚，加生黄芪；兼见咳喘，加杏仁、紫苏子、桔梗。

- **君**：荆芥、防风，开泄腠理。
- **臣**：牛蒡子、蝉蜕，疏风散邪；苍术，祛风燥湿；苦参，清热燥湿；木通，渗利湿热；石膏、知母，清热泻火、除烦。
- **佐**：当归、生地黄、胡麻仁，养血活血、滋阴润燥。
- **使**：甘草，清热解毒、调和诸药。

消风散加减

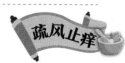
疏风止痒

组方用法 当归、生地黄、防风、蝉蜕、知母、苦参、胡麻仁、荆芥、苍术、牛蒡子、石膏各3克，甘草、木通各1.5克。水煎服。适用于风热型。出自《外科正宗》。

随证加减 风热偏盛而见身热、口渴，重用石膏，加金银花、连翘；湿热偏盛而兼胸脘痞满、舌苔黄腻，加地肤子、车前子；血分热重、皮疹红赤、烦热、舌红或绛，重用生地黄，或加赤芍、紫草。

- **君**：人参，益气养血。
- **臣**：熟地黄，滋阴益肾；白术、茯苓，健脾渗湿；当归、白芍，养血和营。
- **佐**：川芎，活血行气。
- **使**：甘草，益气和中、调和诸药。

八珍汤加减

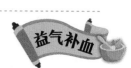
益气补血

组方用法 人参、白术、茯苓、当归、川芎、白芍、熟地黄、甘草（炙）各30克。另加生姜3片，大枣5枚，水煎服。适用于气血两虚型。出自《瑞竹堂经验方》。

随证加减 兼见不寐，加酸枣仁、五味子。

实用家庭方

荨麻疹患者日常可以进行适当的运动，有助于增强身体抵抗力。同时患者还应该多吃富含维生素的新鲜蔬菜和水果，这对于病情的恢复是很有好处的。如果出现瘙痒的症状，不要将热毛巾敷在患处，可能会加重瘙痒症状。

桂花饮

材料

桂花9克。

做法

桂花用沸水冲泡即可。每日2次，连服数日。

功效

温肺化饮、散寒止痛，适用于风寒型。

归芪防风猪瘦肉汤

材料

当归、黄芪各20克，防风10克，猪瘦肉60克。

做法

将当归、黄芪、防风用干净纱布包裹，与猪瘦肉一起炖熟。食用时去纱布袋即可。

功效

补气养血，适用于气血两虚型。

生姜糖水

材料

生姜10克，红糖50克，醋50毫升。

做法

生姜、红糖、醋与适量水放入锅中，煮30分钟即可。

功效

温中散寒、调补气血，适用于风寒型。

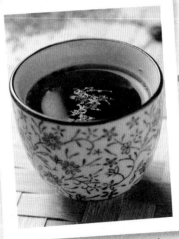

桂花饮通气和胃，脾胃虚弱的人可以常喝。

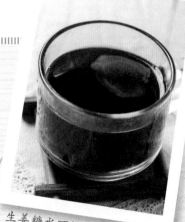

生姜糖水可缓解荨麻疹引起的恶心、呕吐等症。

冬瓜芥菜汤可缓解荨麻疹导致的便秘。

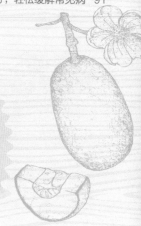

家庭防治

荨麻疹患者在平时尽**量少接触化学物质**，如洗洁精、洗衣粉等；洗碗做家务时，尽量**戴上手套**，而且要**避免抓挠患处**，以防增加皮损面积。

冬瓜芥菜汤

材料

冬瓜 200 克，芥菜、白菜根各 30 克。

做法

将冬瓜、芥菜、白菜根、香菜放入纱布袋，水煎，熟时加红糖调匀，去纱布袋饮汤即可。

功效

清热解毒，适用于风热型。

芋头茎煲猪排骨

材料

芋头茎 50 克，猪排骨 100 克。

做法

芋头茎洗净，切块；猪排骨洗净，切块，氽烫。芋头茎块、猪排骨同放砂锅中，加适量水小火煲熟即可，每日 2 次。

功效

益脾胃、调中气，适用于风热型。

桂枝生姜粥

材料

桂枝 3 克，粳米 50 克，生姜适量。

做法

粳米淘洗干净；生姜、桂枝洗净。所有材料入锅，加适量水，小火煮至米粒开花即可。

功效

散寒止痛，适用于风寒型。

便捷中成药

其他常用药

风寒型	风热型	气血两虚型
肤痒颗粒	荨麻疹丸 金蝉止痒颗粒 皮敏消胶囊	八珍颗粒 玉屏风散

乌蛇止痒丸
润燥止痒胶囊

痤疮

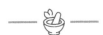

痤疮产生是因为体质阳热偏盛，加上青春期生机旺盛，营血日渐燔热，血热外壅，熏蒸于肌肤，搏结不散而成；或因过食辛辣肥甘之品，肺胃积热，循经上熏，血随热行，上壅于胸面而成。

肺胃蕴热型多表现于双颊、前额，重则胸背部可见红色丘疹或丘脓疱疹或黑头粉刺，颜面油滑光亮，大便秘结，小便黄赤。气血郁滞型多经年不愈，丘疹呈暗红色，鼻部可为紫红色。痰湿结聚型多见于囊肿性痤疮，好发于双颊、胸背部，囊肿破后溢脓、渗血水，或消退后留有增生性疤痕。

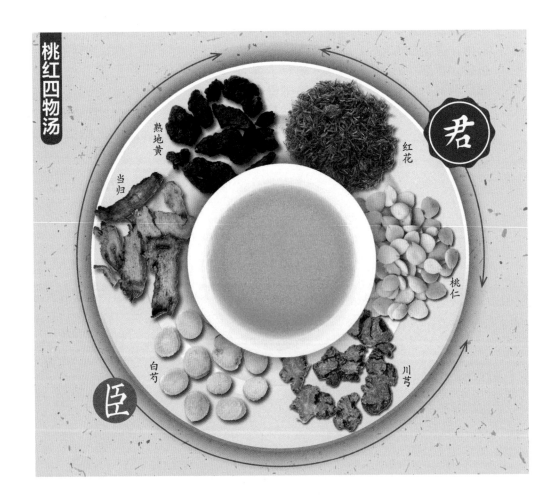

桃红四物汤

熟地黄
红花　君
当归
桃仁
白芍　臣
川芎

经典中药方

肺胃蕴热型宜清肺胃蕴热；气血郁滞型宜活血化瘀、清热解毒；痰湿结聚型宜化痰、软坚散结。

- **君**：枇杷叶、桑白皮，清肺热、降肺火。
- **臣**：黄连，泄心胃火盛；黄柏，泄下焦湿热。
- **佐**：人参，益气固表。
- **使**：甘草，清热解毒、调和诸药。

枇杷清肺饮加减

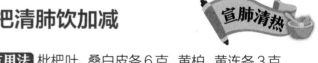

宣肺清热

组方用法 枇杷叶、桑白皮各6克，黄柏、黄连各3克，人参、甘草各0.9克。水煎服。适用于肺胃蕴热型。出自《外科大成》。

随证加减 体壮、气粗、鼻息热，去人参，加石膏、大黄、紫草、槐花；气促、乏力，加黄芪、白术。

- **君**：红花、桃仁，破血行瘀、祛瘀生新。
- **臣**：川芎，活血行滞；白芍，敛阴养血；熟地黄、当归，养血活血。

桃红四物汤加减

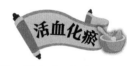

活血化瘀

组方用法 白芍、当归、熟地黄、川芎、桃仁各9克，红花6克。①水煎服，每日2次。适用于气血郁滞型。出自《医垒元戎》。

随证加减 热盛，加金银花、蒲公英。

- **君**：海藻，化痰软坚。
- **臣**：昆布、海带，软坚散结；当归、川芎、独活，活血通经；贝母、连翘、半夏，化痰、散结消肿。
- **佐**：青皮、陈皮，疏肝理气。
- **使**：甘草，调和诸药。

海藻玉壶汤加减

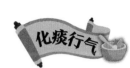

化痰行气

组方用法 海藻、贝母、陈皮、昆布、青皮、川芎、当归、连翘、半夏、甘草、独活各3克，海带1.5克。水煎服。适用于痰湿结聚型。出自《外科正宗》。

随证加减 胸闷不舒，加香附、郁金；纳差、便溏，加茯苓、白术、山药。

---

①原书未著用量，按现代用法酌取。

实用家庭方

痤疮患者在早上和晚上都应该清洁皮肤，但每天清洗的次数不宜过多，清洗过多会破坏皮肤屏障，从而导致痤疮的加重。宜吃粗纤维食物，如全麦面包、玉米、莴笋等，可促进肠胃蠕动，加快机体新陈代谢。忌食肥甘厚味和辛辣食物。

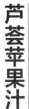

芦荟苹果汁

材料

芦荟20克，苹果1个。

做法

芦荟洗净，切块；苹果洗净，去皮、去核，切块。将芦荟块和苹果块倒入榨汁机中，加入凉开水打成汁，倒入杯中即可饮用。

功效

消炎除螨、清热解毒。

大黄汤

材料

大黄2克。

做法

将大黄水煎服用。每日1剂。

功效

清热导滞，适用于热性痤疮，尤其适合兼有大便秘结者。

蒲公英汁

材料

蒲公英适量。

做法

捣烂取汁，局部点涂，每日数次。

功效

清热解毒，有助于消肿散结。

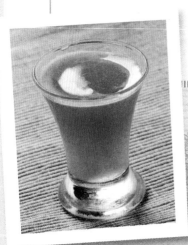

芦荟健胃、通经，能缓解便秘。

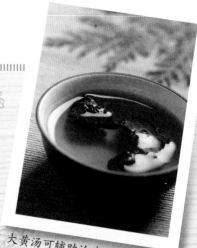

大黄汤可辅助治疗痤疮、湿疹等皮肤病。

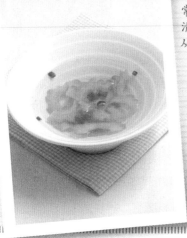

常喝苦瓜汤可清肺、胃之热，从而缓解痤疮。

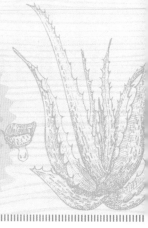

家庭防治

皮肤油腻的人，晨起和睡前交替使用**中性偏碱香皂**和**仅适合油性皮肤使用的洗面奶**洗脸。注意不要随意挤痤疮，容易引发细菌感染，加重症状。

苦瓜汤

材料

苦瓜半根。

做法

苦瓜洗净，切片；加水熬煮 30 分钟即可。饮时勿放盐、糖或油。

功效

清热解毒，适用于肺胃蕴热型。

芦荟叶汁

材料

芦荟叶片适量。

做法

取芦荟叶片汁液，涂抹患处。早晚各涂 1 次。

功效

清热解毒、杀菌，有利于消肿止痛。

薏苡仁海带双仁粥

材料

薏苡仁、枸杞子、桃仁各 15 克，海带、甜杏仁各 10 克，绿豆 20 克，粳米 80 克。

做法

将桃仁、甜杏仁用纱布包扎好，水煎取汁。海带洗净，切末。将药汁同薏苡仁、海带末、枸杞子、绿豆、粳米一同煮粥。每日 2 次。

功效

清热解毒、清火消炎、活血化瘀、养阴润肤。

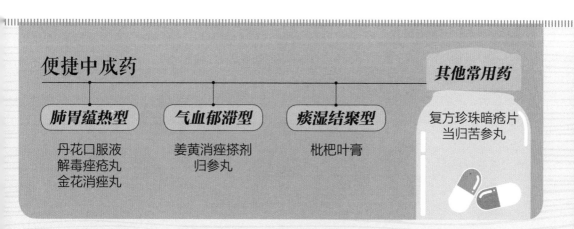

便捷中成药

其他常用药

肺胃蕴热型

丹花口服液
解毒痤疮丸
金花消痤丸

气血郁滞型

姜黄消痤搽剂
归参丸

痰湿结聚型

枇杷叶膏

复方珍珠暗疮片
当归苦参丸

银屑病

在中医看来，银屑病为内外因素共同作用的结果，其形成多属血分热毒炽盛，壅于肌表；或是病久营血亏耗，血行不畅，变生瘀血；或是生风化燥，肌肤失养。

血热型主要见于点状或斑块状银屑病进行期，表现为皮损鲜红，新出皮疹不断增多或迅速扩大，舌质红或绛，脉弦滑或数。血瘀型主要见于点状或斑块状银屑病静止期，表现为皮损暗红、肥厚浸润，经久不愈，舌质暗紫或有瘀点、瘀斑，脉涩或细缓。风湿痹阻型主要见于关节病型银屑病，表现为关节红肿热痛，或晨僵、变形、活动功能障碍，皮肤瘙痒，伴有红斑、丘疹、鳞屑，舌质红、苔黄厚腻，脉滑数。

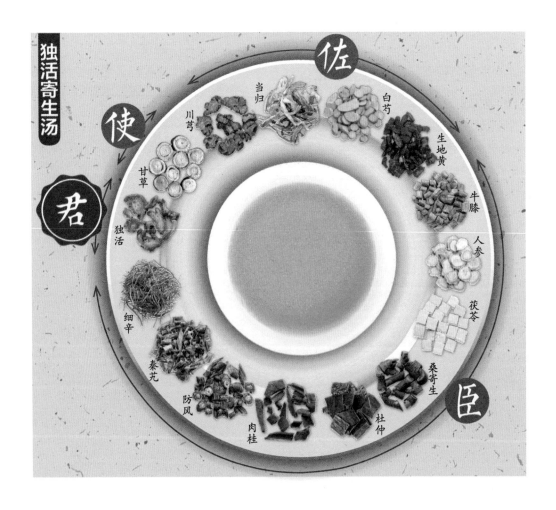

经典中药方

血热型宜清热、凉血、解毒；血瘀型宜活血、化瘀、解毒；风湿痹阻型宜祛风燥湿、清热通络。

- **君：** 犀角，清心凉血、解毒。
- **臣：** 生地黄，清热凉血、养阴生津。
- **佐：** 白芍、牡丹皮，清热凉血、活血散瘀。

犀角地黄汤加减

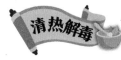 清热解毒

组方用法 犀角 3 克（现以水牛角 30 克代替），牡丹皮 3 克，生地黄 24 克，白芍 0.9 克。水煎服。适用于血热型。出自《外台秘要》。

随证加减 蓄血，喜忘如狂，邪热与血瘀互结，加大黄、黄芩；郁怒而肝火旺，加柴胡、黄芩、栀子；热伤血络，加白茅根、侧柏炭、小蓟。

- **君：** 红花、桃仁，破血行瘀、祛瘀生新。
- **臣：** 川芎，活血行滞；白芍，敛阴养血；熟地黄、当归，养血活血。

桃红四物汤

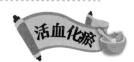 活血化瘀

组方用法 白芍、当归、熟地黄、川芎、桃仁各 9 克，红花 6 克。[1]水煎服，每日 2 次。适用于血瘀型。出自《医垒元戎》。

- **君：** 独活，祛下焦风寒湿邪。
- **臣：** 秦艽、防风，祛风湿；细辛，祛寒止痛；肉桂，温通经脉；桑寄生、牛膝、杜仲，补肝肾；人参、茯苓，补气健脾。
- **佐：** 当归、白芍、生地黄、川芎，养血活血。
- **使：** 甘草，调和诸药。

独活寄生汤加减

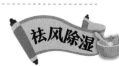 祛风除湿

组方用法 独活 9 克，桑寄生、杜仲、牛膝、细辛、秦艽、茯苓、肉桂、防风、川芎、人参、甘草、当归、白芍、生地黄各 6 克。水煎服。适用于风湿痹阻型。出自《备急千金要方》。

随证加减 痹证疼痛较剧，酌加川乌（制）、草乌（制）、白花蛇；寒邪偏盛，酌加附子、干姜；湿邪偏盛，减生地黄，酌加防己、薏苡仁、苍术；正虚不甚，可减生地黄、人参。

---

①原书未著用量，按现代用法酌取。

实用家庭方

银屑病患者宜进食低脂肪食物，多食新鲜蔬菜、水果。忌食海鲜及辛辣刺激性食物，避免摄入酒、浓茶、咖啡等可能加重病情的饮品。

槐花茯苓粥

材料
槐花 30 克，茯苓 25 克，粳米 100 克。

做法
槐花、茯苓洗净；粳米淘洗干净。所有材料入锅，适量加水，煮粥即可。每日 1 次。

功效
清热解毒，适用于血热型。

桂枝薏苡仁粥

材料
桂枝、牛膝各 10 克，杜仲 20 克，薏苡仁 30 克，粳米 100 克。

做法
桂枝、杜仲、牛膝分别洗净，入锅加适量水，大火烧沸后转小火煎煮 25 分钟，去渣，留药液待用。粳米、薏苡仁淘洗干净，入锅加入药液和适量水，大火烧沸后转小火续煮 30 分钟，出锅前加入白糖调味即成。

功效
活血通络、祛风除湿。

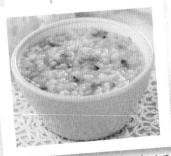

槐花茯苓粥清热凉血，还有助于缓解银屑病带来的皮肤瘙痒。

家庭防治

患者平时可以经常**泡热水澡**或**洗盐水浴**，对于缓解病情有一定帮助。床单被褥应**保持清洁**，要勤换内衣。不要滥用刺激性过强的外用药物，避免皮损加重。

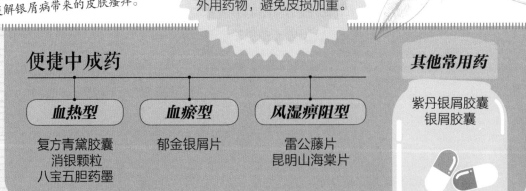

便捷中成药

血热型	血瘀型	风湿痹阻型
复方青黛胶囊 消银颗粒 八宝五胆药墨	郁金银屑片	雷公藤片 昆明山海棠片

其他常用药
紫丹银屑胶囊
银屑胶囊

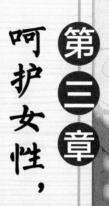

第三章

呵护女性，无炎无痛一身轻松

妇科病是女性常见病，但由于许多人对妇科疾病缺乏应有的认识，对妇科生理卫生缺乏足够的重视，加之各种不良生活习惯等，导致一些女性被妇科疾病缠身，给正常的生活、工作带来很大的不便。本章选取了经典古籍中的中药方和实用的家庭方，帮助女性对症调理妇科病，早日消除难言之隐。

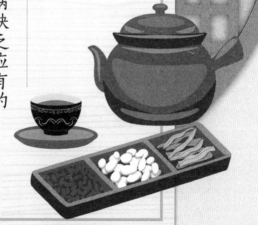

月经失调

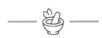

月经失调临床可见月经周期、出血量的异常，但往往不是单纯一种症状出现，如月经过多常与月经先期（即月经提前7天及以上）并见，月经过少常与月经后期（即月经延后7天及以上）并见。情绪异常、寒冷刺激、过度节食等都可引起该病。

阴虚血热型多见月经先期，月经量不多，甚至减少，色鲜红质稠，伴有颧红，五心烦热，舌红少苔或无苔，脉细数。血寒虚证多见月经后期，量少色暗、有块，或色淡质稀，伴有小腹冷痛，舌淡、苔薄白，脉沉紧或沉迟无力。血寒实证多见月经后期，月经量少，经色暗紫有块，小腹冷痛拒按，四肢厥冷，舌黯、苔白，脉沉紧或沉迟。

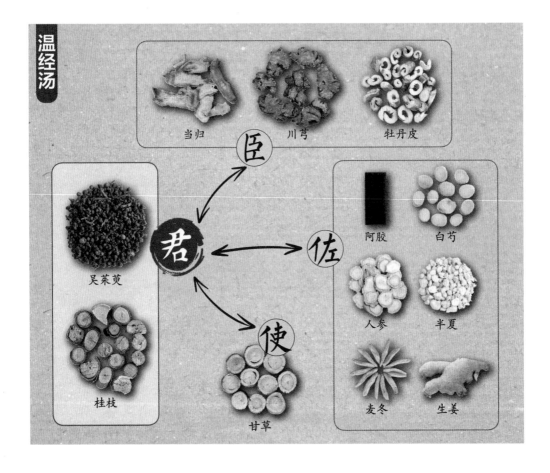

温经汤

当归　川芎　牡丹皮

臣

君　佐　使

吴茱萸

桂枝

甘草

阿胶　白芍

人参　半夏

麦冬　生姜

经典中药方

阴虚血热型宜清热凉血、养阴调经；血寒型宜温经散寒、养血调经。

- **君**：生地黄，滋阴清热；元参，补肾水、降虚火。
- **臣**：阿胶，滋阴补血。
- **佐**：地骨皮，清骨中虚热；白芍，和血敛阴；麦冬，养阴增液。

两地汤加减

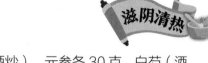
滋阴清热

组方用法 生地黄（酒炒）、元参各30克，白芍（酒炒）、麦冬各15克，地骨皮、阿胶（烊化）各9克。水煎服。适用于阴虚血热型。出自《傅青主女科》。

随证加减 阴虚血少，冲任不足，血海亏虚而月经量少，酌加枸杞子、何首乌、山药；阴虚内热，手足心热，可加白薇、龟甲。

- **君**：香附，调经止痛；艾叶，温经暖宫。
- **臣**：肉桂、吴茱萸，温经散寒；川椒、白芍、生地黄、川芎，能养血活血。
- **佐**：黄芪，补气生血；续断，通血脉。

艾附暖宫丸

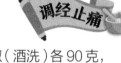
调经止痛

组方用法 香附180克，艾叶、川椒（酒洗）各90克，吴茱萸、川芎、白芍（酒炒）、黄芪各60克，续断45克，生地黄（酒洗，焙干）30克，肉桂15克。上为细末，醋糊为丸，每服50~70丸，食前用淡醋汤送下。适用于血寒虚证。出自《仁斋直指方》。

随证加减 恶寒重，加附子、细辛；气血不足，加党参、首乌、鸡血藤。

- **君**：吴茱萸，散寒止痛；桂枝，温经散寒。
- **臣**：当归、川芎、牡丹皮，活血祛瘀。
- **佐**：白芍，养血调经；阿胶，养血止血、润燥；麦冬，养阴清热；人参，益气补中；半夏、生姜，温中和胃。
- **使**：甘草，调和诸药。

温经汤加减

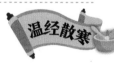
温经散寒

组方用法 吴茱萸9克，当归、白芍、川芎、人参、桂枝、阿胶、牡丹皮、生姜、甘草各6克，半夏12克，麦冬24克。水煎服。适用于血寒实证。出自《金匮要略》。

随证加减 唇干口燥、舌红少津，加生地黄；血暗杂块，加三七；腰酸痛，加杜仲、续断。

实用家庭方

月经不调患者平时应多吃乌鸡、羊肉、鱼子、虾、黑豆、海参、核桃仁等滋补性的食物。女性在月经期如果过度劳累会导致气血亏虚，容易引起月经量过多以及经期延长、淋漓不尽的症状，应该注意休息，合理膳食。

月季花茶

材料

月季花适量。

做法

将月季花沸水冲泡即可。连服数次。

功效

活血调经，适用于血寒型。

山楂红糖水

材料

山楂根30克，红糖15克。

做法

将山楂根洗净，切碎，水煎，去渣，加入红糖冲服即可。

功效

活血补血、健脾消食，适用于血寒型。

西瓜秧红糖水

材料

西瓜秧120克，红糖250克。

做法

西瓜秧晒干研末，加入红糖，沸水冲泡即可。分作3剂，每晚睡时1剂。

功效

养血补血，适用于行经不畅及小腹胀痛者。

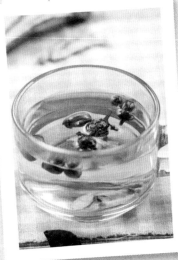

月季花可消肿解毒，有助于缓解经期腹痛。

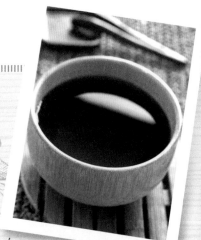

在月经来临前1~2天时饮用山楂红糖水效果更好。

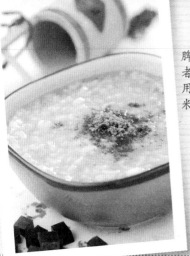

脾胃虚弱者不宜食用阿胶糯米粥。

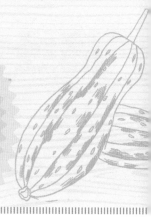

生活养护

月经不调的女性在经期要特别注意**避免受凉**，如果在经期受凉会导致盆腔内的血管收缩，从而引起卵巢功能紊乱，可以导致月经量减少，严重的还会出现闭经的症状。

阿胶糯米粥

材料

阿胶 30 克，糯米 120 克。

做法

糯米淘洗干净；阿胶冲洗干净，捣碎。锅中加糯米和适量水，大火烧开后转用小火熬煮成稀粥，加入阿胶，边煮边搅匀，待阿胶化开，调入红糖即可。

功效

养血补虚、止血安胎，用于血虚引起的妇女月经过少。

桂圆枸杞粥

材料

桂圆肉、枸杞子、沙参各 30 克，粳米适量。

做法

桂圆肉、枸杞子、沙参分别洗净，煎取浓汁 100 毫升。粳米淘洗干净，入锅煮粥，待粥八成熟时倒入药汁煮至米烂粥稠即可。可常服。

功效

清虚热、调经血，适用于阴虚血热型。

丝瓜络汤

材料

丝瓜络 15 克。

做法

丝瓜络洗净后水煎，冲黄酒温服即可。

功效

通经络、行血脉、凉血解毒，有助于调理月经不调。

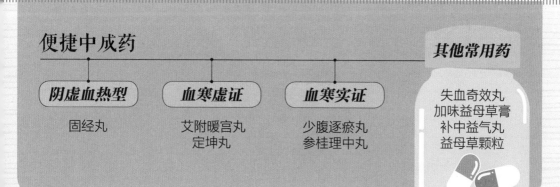

便捷中成药

其他常用药

阴虚血热型
固经丸

血寒虚证
艾附暖宫丸
定坤丸

血寒实证
少腹逐瘀丸
参桂理中丸

失血奇效丸
加味益母草膏
补中益气丸
益母草颗粒

痛经

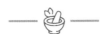

痛经是"因经而痛"，故痛经的发生是致痛病因与月经期机体内气血剧烈变化这一特殊的内环境相结合，导致气血运行不畅，出现"不通则痛"或"不荣则痛"的情况。

气滞血瘀型多见于经前一两天或月经期，小腹胀痛、拒按，舌暗紫，脉弦或弦涩有力。寒凝胞中型多见经前数日或经期小腹冷痛，经量少，舌黯、苔白，脉沉紧。气血虚弱型多见经后一两天或经期小腹隐隐作痛，或小腹及阴部空坠，喜揉按，月经量少、色淡质薄，神疲乏力或面色不华，舌淡，脉细弱。

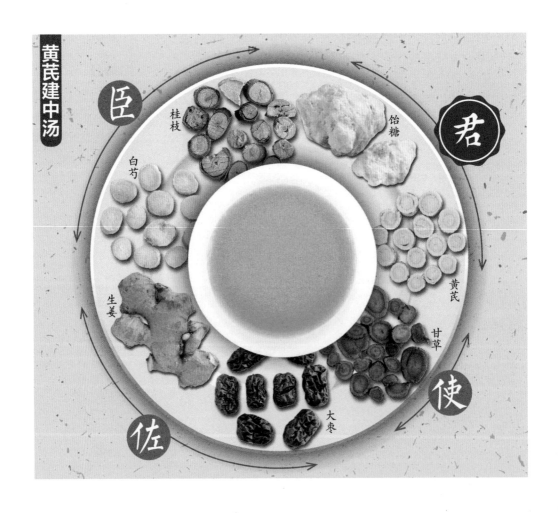

黄芪建中汤

臣　君

佐　使

桂枝　饴糖

白芍

生姜　黄芪

甘草

大枣

经典中药方

气滞血瘀型宜行气活血、祛瘀止痛；寒凝胞中型宜温经散寒、祛瘀止痛；气血虚弱型宜补气养血、和中止痛。

- **君：** 桃仁、红花，逐瘀活血。
- **臣：** 当归、牡丹皮、五灵脂，活血化瘀；川芎、赤芍，养血活血。
- **佐：** 延胡索、枳壳、乌药、香附，活血行气、祛瘀止痛。
- **使：** 甘草，补中益气。

膈下逐瘀汤加减

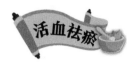 活血祛瘀

组方用法 五灵脂（炒）、川芎、牡丹皮、赤芍、乌药各6克，当归、桃仁（研泥）、甘草、红花各9克，延胡索3克，香附、枳壳各4.5克。水煎服。适用于气滞血瘀型。出自《医林改错》。

随证加减 兼虚寒，加干姜、桂枝；兼胁痛，加柴胡、郁金。

- **君：** 蒲黄、五灵脂，活血祛瘀。
- **臣：** 川芎、赤芍、没药、延胡索，祛瘀止痛；当归，祛瘀生新。
- **佐：** 小茴香，理气散寒；干姜、肉桂，温经散寒。

少腹逐瘀汤加减

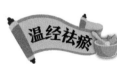 温经祛瘀

组方用法 小茴香7粒，干姜0.6克，延胡索、肉桂、没药、川芎各3克，赤芍（炒）、五灵脂各6克，蒲黄、当归各9克。水煎服。适用于寒凝胞中型。出自《医林改错》。

随证加减 胸胁、乳房胀痛，加郁金、川楝子；少腹胀甚或冷痛，加香附、乌药、胡芦巴；腰酸、膝软乏力，加杜仲、续断、牛膝、桑寄生、巴戟天。

- **君：** 黄芪、饴糖，缓急止痛。
- **臣：** 桂枝，温阳气；白芍，缓肝急。
- **佐：** 生姜，温胃散寒；大枣，补脾养气。
- **使：** 甘草，益气和中。

黄芪建中汤加减

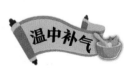 温中补气

组方用法 黄芪4.5克，桂枝、生姜各9克，白芍18克，甘草6克，大枣12枚，饴糖70毫升。水煎服。适用于气血虚弱型。出自《金匮要略》。

随证加减 泛酸，减饴糖，加吴茱萸，另可再加瓦楞子；泛吐清水较多，加干姜、陈皮、半夏、茯苓。

实用家庭方

痛经患者要远离寒性食物，多吃温性的食物。经血的流失会让一些女性出现贫血，因此在来潮之前，可以多吃一些富含铁元素的食品，如动物的肝脏、樱桃、牡蛎等。

玫瑰红茶

材料

红茶 1 克，玫瑰花 5 克，蜂蜜 25 毫升。

做法

红茶、玫瑰花、蜂蜜入锅，加适量水，水沸后续煮 5 分钟，分 3 次饭后服用。

功效

行气活血、疏肝解郁，适用于气滞血瘀型。

桃仁粥

材料

桃仁 10~15 克，粳米 50 克。

做法

桃仁洗净，粳米淘洗干净。桃仁、粳米同放入砂锅，加适量水，用小火煮至米粒软烂即可。

功效

活血祛瘀，适用于气滞血瘀型。

酒洗苁蓉粥

材料

肉苁蓉 25~50 克，粳米、羊肉各适量。

做法

肉苁蓉酒洗，煮熟，切薄片；粳米淘洗干净；羊肉洗净，汆烫。所有材料共入锅，加适量水，煮至粥熟即可。每日 1~2 次，温热食。

功效

温经暖宫、调冲止痛，适用于寒凝胞中型。

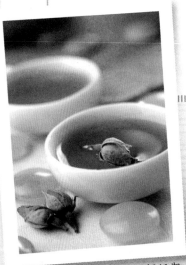

玫瑰红茶可调气血，能缓解经期疼痛和身体疲劳。

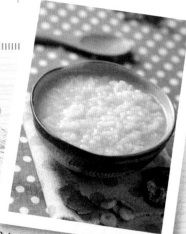

因气滞血瘀导致的闭经也可喝桃仁粥。

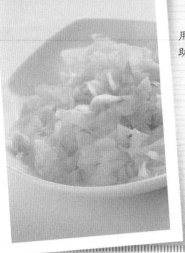

用葱白敷肚脐有助于温经通阳。

按摩护理

仰卧在床上，先将两手搓热，然后将两手放在**腹部偏下**位置，先从上到下按摩 60~100 次，再由左至右按摩 60~100 次，最后转圈按摩 60 次，可起到缓解痛经的效果。

玉簪花粥

材料

玉簪花 12 克，红花 6 克，粳米 50 克。

做法

玉簪花、红花洗净；粳米淘洗干净。玉簪花、红花入锅，煎取浓汁，去渣。粳米加适量水，煮沸后调入药汁及红糖，同煮为粥即可。

功效

行气活血、祛瘀，适用于气滞血瘀型。

葱白敷脐方

材料

葱白 10 根。

做法

葱白捣烂，锅内加热后敷于脐部。早晚各 1 次。

功效

温经通阳，适用于寒凝胞中型。

大枣豌豆肉丝粥

材料

大枣 2 枚，猪肉 30 克，粳米 80 克，豌豆适量。

做法

大枣、豌豆分别洗净；猪肉洗净，切丝，用盐、淀粉稍腌，入油锅滑熟，捞出；粳米淘净入锅，放适量清水，大火煮沸后改中火，下入大枣、豌豆、猪肉，再小火熬粥，粥成加盐调味。

功效

补中益气、养血安神，适用于气血虚弱型。

便捷中成药

其他常用药

气滞血瘀型

元胡止痛片
散结镇痛胶囊
复方益母草膏

寒凝胞中型

少腹逐瘀胶囊
痛经丸
暖宫七味丸

气血虚弱型

八珍益母丸
调经止痛片
妇宝金丸

愈带丸
鹿胎膏

阴道炎

　　阴道炎多由肝、脾、肾三脏病变及感受风、寒、湿、热之邪所致。临床常见白带性状发生改变以及外阴瘙痒灼痛。

　　肝肾阴虚型表现为阴部干涩、灼热瘙痒，或带下量不多、色赤白相兼，舌红、少苔，脉细数无力。脾虚型表现为带下色白或淡黄、质黏稠、臭气，面色苍白或萎黄，颜面及脚背浮肿，食欲不振，舌质淡、苔白或腻，脉细弱。肾阳虚型表现为白带清冷如水、量多、质稀薄，形寒畏冷，小便频数而长，夜尿多，舌质淡、苔薄白，脉沉迟。

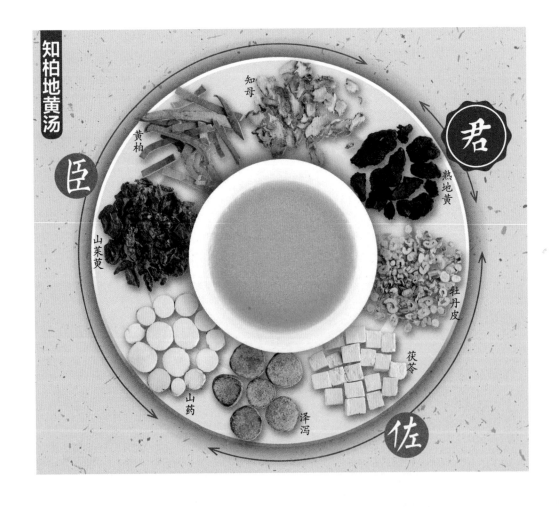

经典中药方

肝肾阴虚型宜益肾滋阴、清热止带；脾虚型宜健脾益气、升阳除湿；肾阳虚型宜温肾培元、固涩止带。

- **君**：熟地黄，大补真阴。
- **臣**：山茱萸，补肾养肝；山药，滋肾补脾；黄柏，泻火除蒸；知母，清热润肺。
- **佐**：泽泻，泻肾降浊；牡丹皮，清散肝火；茯苓，健脾渗湿。

知柏地黄汤

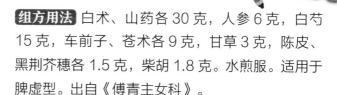
滋阴降火

组方用法 熟地黄 24 克，山茱萸、山药各 12 克，知母、黄柏、泽泻、茯苓、牡丹皮各 9 克。水煎服。适用于肝肾阴虚型。出自《医宗金鉴》。

- **君**：白术、山药，益气健脾、祛湿化浊。
- **臣**：人参，补中益气；苍术，燥湿健脾；白芍，柔肝理脾；车前子，利湿行水。
- **佐**：陈皮，理气健运；柴胡，疏肝解郁；黑荆芥穗，收涩止带。
- **使**：甘草，调和诸药。

完带汤加减

健脾益气

组方用法 白术、山药各 30 克，人参 6 克，白芍 15 克，车前子、苍术各 9 克，甘草 3 克，陈皮、黑荆芥穗各 1.5 克，柴胡 1.8 克。水煎服。适用于脾虚型。出自《傅青主女科》。

随证加减 兼湿热，带下兼黄色，加黄柏、龙胆草；兼有寒湿，小腹疼痛，加姜（炮）、小茴香（盐炒）；腰膝酸软，加杜仲、续断。

- **君**：鹿茸，壮肾阳、生精髓。
- **臣**：菟丝子、沙苑子、肉苁蓉、桑螵蛸、紫菀，温肾益精、固精缩尿；附子、肉桂，温补肾阳；黄芪，益气升阳。
- **佐**：白蒺藜，疏肝祛湿。

内补丸加减

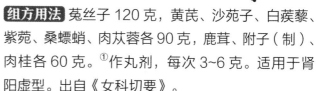
温补肾阳

组方用法 菟丝子 120 克，黄芪、沙苑子、白蒺藜、紫菀、桑螵蛸、肉苁蓉各 90 克，鹿茸、附子（制）、肉桂各 60 克。[①]作丸剂，每次 3~6 克。适用于肾阳虚型。出自《女科切要》。

随证加减 五更泻重，加补骨脂、肉豆蔻（煨）、吴茱萸、白术；滑泄，加山茱萸、金樱子、芡实；头晕耳鸣，加枸杞子、五味子、磁石。

①原书未著用量，按现代用法酌取。

实用家庭方

阴道炎患者饮食宜清淡，忌辛辣刺激，以免酿生湿热或耗伤阴血。注意饮食营养，增强体质，以驱邪外出。生活中应稳定情绪，怡养性情，并根据患者的性格和发病诱因进行心理治疗。

苦参黄柏饮

材料
黄柏、金银花、苍术各 6 克，苦参 10 克，生甘草 5 克。

做法
将药材分别洗净后与水共放入砂锅煎煮，大火烧沸后改用小火煎煮 25 分钟。去渣取液，搅匀即可。

功效
清热燥湿、抑菌杀虫，适用于滴虫性阴道炎。

百部乌梅汤

材料
百部 15 克，乌梅 30 克。

做法
百部和乌梅加适量清水煎煮，煎好后去渣取汁，加入白糖适量煮沸。趁热服，分 2~3 次服完，连用 3~5 日。

功效
清热、利湿、杀虫，适用于滴虫性阴道炎。

茯苓绿豆老鸭汤

材料
茯苓 50 克，绿豆 20 克，陈皮 3 克，老鸭 1 只。

做法
先将老鸭洗净，斩块；茯苓、绿豆和陈皮洗净。砂锅内加入适量清水，先用大火烧开，然后放入所有材料。待水再开，转小火继续煲 3 小时左右，出锅前以少许盐调味即可。

功效
清热、解毒、除湿。

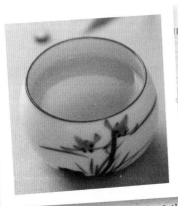

苦参黄柏饮对湿热下注引起的外阴瘙痒及湿疹均可起到调理作用。

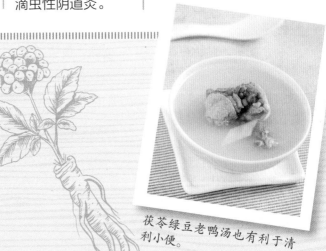

茯苓绿豆老鸭汤也有利于清利小便。

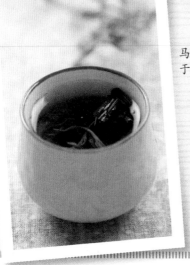

马齿苋糖茶还有助于缓解产后腹痛。

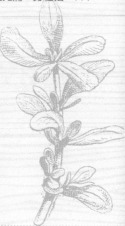

家庭防治

阴道炎患者平时应加强锻炼，增强体质；提倡**淋浴**，不要冲洗阴道；不穿紧身内裤；注意经期卫生，保持外阴清洁。

茯苓车前子粥

材料

车前子 10 克，茯苓 15 克，粳米 100 克。

做法

将茯苓与车前子放入纱布袋内，与粳米同时煎煮，粥熟后去纱布袋，放入适量红糖服用。

功效

健脾、益气、祛湿，适用于脾虚型。

马齿苋茶

材料

马齿苋 5 克，绿茶 3 克。

做法

马齿苋洗净，与绿茶一同入杯。用适量开水冲泡 10 分钟后即可。

功效

抗菌消炎，有助于缓解阴道炎引起的白带增多。

绿豆苋菜枸杞粥

材料

粳米、绿豆各 40 克，苋菜 100 克，枸杞子 5 克。

做法

绿豆泡发，洗净；粳米淘洗干净；苋菜、枸杞子洗净。锅中放入粳米、绿豆、枸杞子和适量水，用大火熬煮，待煮至浓稠状时，加入苋菜、冰糖，再稍煮几分钟即可。

功效

清热解毒、利尿通淋，有助于缓解阴道瘙痒、尿频等症状。

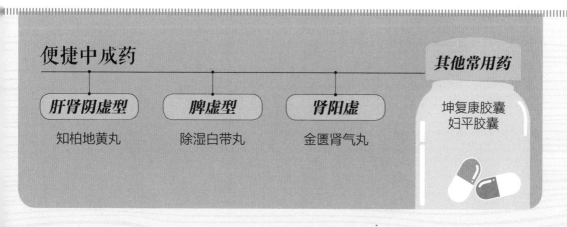

便捷中成药

其他常用药

肝肾阴虚型
知柏地黄丸

脾虚型
除湿白带丸

肾阳虚
金匮肾气丸

坤复康胶囊
妇平胶囊

盆腔炎

盆腔炎的主要病机是冲任二脉损伤，与经行、产后胞脉空虚或感受邪毒有关。临床可见下腹部持续性疼痛和白带增多，若病情严重可有寒战、高热、食欲不振等症状出现。

气滞血瘀型多表现为情志抑郁或烦躁，带下量多、色黄或白、质稠，苔白或黄，脉弦。寒湿瘀滞型多表现为腰骶冷痛，带下量多、色白、质稀，舌质黯淡或有瘀点、苔白腻，脉沉迟或沉涩。肾虚血瘀型多表现为腰骶酸痛，带下量多、色白、质清稀，经血色暗、夹块，舌质黯淡或有瘀点、瘀斑，苔白或腻，脉沉涩。

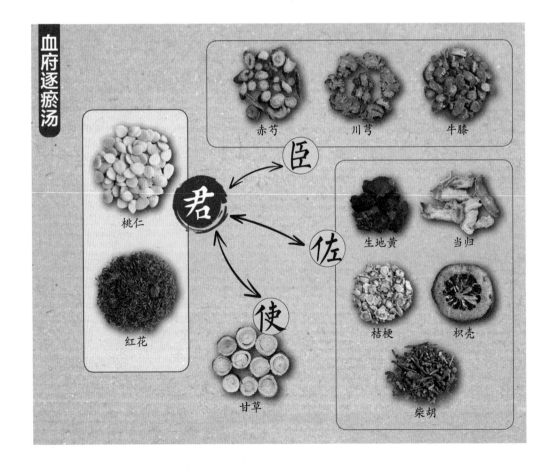

血府逐瘀汤

赤芍　川芎　牛膝

桃仁　红花

君　臣　佐　使

生地黄　当归

桔梗　枳壳

甘草　柴胡

经典中药方

气滞血瘀型宜疏肝行气、化瘀止痛；寒湿瘀滞型宜祛寒除湿、化瘀止痛；肾虚血瘀型宜温肾助阳、活血止痛。

- **君**：桃仁，破血行滞而润燥；红花，活血化瘀。
- **臣**：赤芍、川芎，活血化瘀；牛膝，祛瘀通脉。
- **佐**：当归，祛瘀生新；生地黄，凉血清热；枳壳，行气疏滞；桔梗，宣肺利气；柴胡，疏肝理气。
- **使**：甘草，调和诸药。

血府逐瘀汤加减

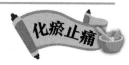
化瘀止痛

组方用法 桃仁 12 克，红花、当归、生地黄、牛膝各 9 克，赤芍、枳壳、甘草各 6 克，川芎、桔梗各 4.5 克，柴胡 3 克。水煎服。适用于气滞血瘀型。出自《医林改错》。

随证加减 气机郁滞较重，加川楝子、香附、青皮；血瘀经闭、痛经，减桔梗，加香附、益母草、泽兰。

- **君**：桂枝，温通血脉。
- **臣**：桃仁，活血祛瘀。
- **佐**：牡丹皮，活血散瘀、凉血清热；白芍，缓急止痛；茯苓，渗湿祛痰。

桂枝茯苓丸加减

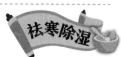
祛寒除湿

组方用法 桂枝、茯苓、牡丹皮、桃仁、白芍各 9 克。①炼蜜和丸，每日服 3 克。适用于寒湿瘀滞型。出自《金匮要略》。

随证加减 盆腔炎性包块较大，加三棱、莪术，或血竭、泽兰叶；痛经严重，加延胡索、川楝子；下腹冷痛，加吴茱萸、胡芦巴。

- **君**：五灵脂，散瘀止痛；白术，补气健脾；巴戟天，温肾暖宫。
- **臣**：蒲黄，行血消瘀；人参、山药，补气健脾；杜仲、菟丝子、附子，补肾益精、温肾壮阳。
- **佐**：芡实，补肾益精。
- **使**：肉桂，益火消阴；补骨脂，温肾壮阳。

温胞饮合失笑散加减

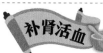
补肾活血

组方用法 巴戟天、补骨脂、菟丝子、杜仲、白术、山药、芡实各 15 克，附子、人参、蒲黄、五灵脂各 10 克，肉桂 3 克。水煎服。适用于肾虚血瘀型。

随证加减 腹痛较甚，加延胡索、苏木；夹湿，加薏苡仁、苍术；经来量多有块，加益母草、茜草（炒）；经来量少，加牛膝、丹参、川芎、泽兰。

---

①原书未著用量，按现代用法酌取。

实用家庭方

盆腔炎患者可以适当进食清淡易消化的食物，比如小米粥、瘦肉粥等。避免进食辣椒、生姜等辛辣刺激的食物，以免加重病情。可以适当进行体育锻炼，比如散步、瑜伽等，有助于增强身体抵抗力。

绿豆芽饮

材料

绿豆芽 50 克。

做法

绿豆芽洗净，切碎；与适量凉白开共入榨汁机中榨汁。兑入白糖调匀，代茶饮用。每日 1 次。

功效

清热解毒、利尿除湿。

青皮红花茶

材料

青皮、红花各适量。

做法

青皮晾干后切成丝，与红花同入砂锅，加水浸泡 30 分钟后再煎煮 30 分钟，去渣，取汁即成。当茶频频饮用。

功效

理气活血，适用于气滞血瘀型。

荔枝核蜂蜜饮

材料

荔枝核 30 克，蜂蜜 20 毫升。

做法

荔枝核敲碎，浸泡片刻，入锅煎煮 30 分钟。去渣取汁，趁温热调入蜂蜜拌匀，分早晚 2 次服用。

功效

理气、利湿、止痛，适用于各种证型盆腔炎。

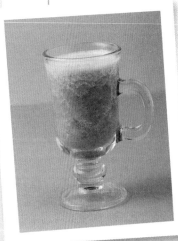

常喝绿豆芽饮有助于缓解尿频、尿痛等症。

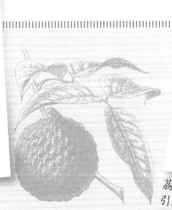

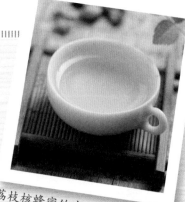

荔枝核蜂蜜饮有助于缓解盆腔炎引起的带下量多。

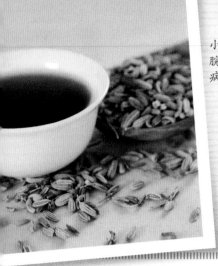

小茴香有助于缓解脘腹胀痛、痛经等病症。

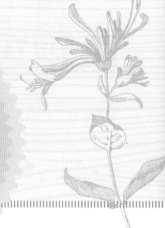

家庭防治

盆腔炎患者在日常生活中要注意加强经期、产后或流产后的个人卫生，**勤换内裤及卫生巾，避免受风寒，不宜过度劳累。经期要避免性生活**，以免感染。

油菜籽肉桂丸

材料

油菜籽 60 克，肉桂适量。

做法

油菜籽炒香，与肉桂一起研为细末；醋糊为丸，如桂圆核大小。用温黄酒送服。每日 1~2 次，每次 1~2 丸。

功效

行气、活血、破瘀，适用于气滞血瘀型。

小茴香饮

材料

小茴香 15 克。

做法

水煎后服下。

功效

温肾散寒，适用于寒湿瘀滞型。

银花冬瓜仁蜜汤

材料

冬瓜子仁、金银花各 20 克，黄连 2 克。

做法

先煎金银花和黄连，去渣取汁，用药汁煎冬瓜子仁 15 分钟后加入蜂蜜即可。

功效

清热解毒，有助于缓解盆腔炎引起的小腹及小腹两侧疼痛。

便捷中成药

其他常用药

气滞血瘀型	寒湿瘀滞型	肾虚血瘀型	
元胡止痛片 保妇康栓 血府逐瘀胶囊	桂枝茯苓丸 少腹逐瘀丸	妇宝颗粒	妇炎康软胶囊 丹黄祛瘀片

宫颈炎

宫颈炎属"带下病"，与湿邪有关，湿有内外之分。外湿指外感之湿邪，内湿的产生与脏腑气血功能失调有密切的关系。本病常见白带增多，呈脓性或有异常出血。临床必须以辨证与辨病相结合进行诊治。

脾阳亏虚型多表现为分泌物色白或淡黄、量多如涕、无臭、绵绵不断，舌淡胖、苔白腻，脉缓弱。肾阴亏虚型多表现为分泌物色黄或兼赤、质黏无臭，舌红、苔少，脉细数。湿毒蕴结型多表现为带下量多、黄绿如脓或赤白相兼、质黏稠，小腹疼痛，舌红、苔黄腻，脉滑数。

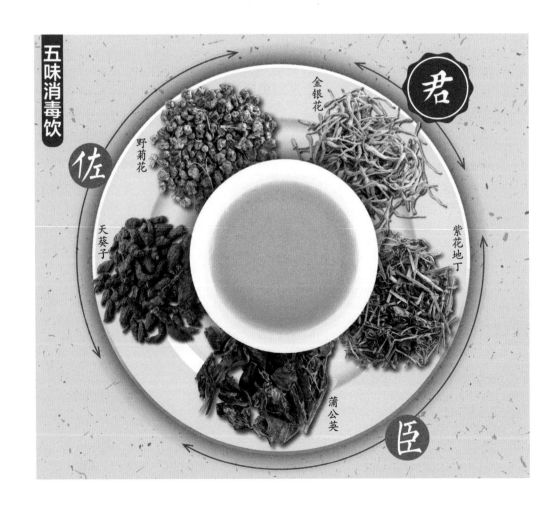

五味消毒饮

金银花 君

野菊花 佐

天葵子

紫花地丁

蒲公英 臣

经典中药方

脾阳亏虚型宜健脾益气、升阳除湿；肾阴亏虚型宜益肾滋阴、清热止带；湿毒蕴结型宜清利、解毒、除湿。

- **君**：白术、山药，益气健脾、祛湿化浊。
- **臣**：人参，补中益气；苍术，燥湿健脾；白芍，柔肝理脾；车前子，利湿行水。
- **佐**：陈皮，理气健运；柴胡，疏肝解郁；黑荆芥穗，收涩止带。
- **使**：甘草，调和诸药。

完带汤加减

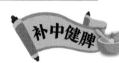
补中健脾

组方用法 白术、山药各 30 克，人参 6 克，白芍 15 克，车前子、苍术各 9 克，甘草 3 克，陈皮、黑荆芥穗各 1.5 克，柴胡 1.8 克。水煎服。适用于脾阳亏虚型。出自《傅青主女科》。

随证加减 兼湿热，带下兼黄色，加黄柏、龙胆草；兼有寒湿，小腹疼痛，加姜（炮）、小茴香（盐炒）；腰膝酸软，加杜仲、续断。

- **君**：熟地黄，大补真阴。
- **臣**：山茱萸，补肾养肝；山药，滋肾补脾；黄柏，泻火除蒸；知母，清热润肺。
- **佐**：泽泻，泻肾降浊；牡丹皮，清散肝火；茯苓，健脾渗湿。

知柏地黄汤加减

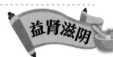
益肾滋阴

组方用法 熟地黄 24 克，山茱萸、山药各 12 克，知母、黄柏、泽泻、茯苓、牡丹皮各 9 克。水煎服。适用于肾阴亏虚型。出自《医宗金鉴》。

随证加减 带下量多，加芡实、海螵蛸。

- **君**：金银花，清热解毒。
- **臣**：蒲公英、紫花地丁，清热解毒。
- **佐**：天葵子、野菊花，散结消肿。

五味消毒饮加减

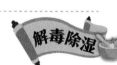
解毒除湿

组方用法 金银花 9 克，野菊花、蒲公英、紫花地丁、天葵子各 3.6 克。水煎服。适用于湿毒蕴结型。出自《医宗金鉴》。

随证加减 血热毒盛，加赤芍、牡丹皮、生地黄等；积液多、炎症包块大，加败酱草、红藤、金银花；腹痛甚，加赤芍、牡丹皮、红花、乳香、没药；体质弱或内分泌失调，加茯苓、生地黄；尿频、尿痛、尿急，加滑石。

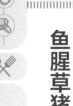

实用家庭方

宫颈炎患者可以多吃富含优质蛋白质和维生素的食物，多吃新鲜蔬菜和水果。可适当食用一些具有补益作用的食物，如山药、桂圆肉、板栗、核桃仁等，补充身体所需的营养。要养成良好的生活习惯，注意休息，切勿过度劳累。

鱼腥草猪肺汤

材料

鱼腥草 60 克，猪肺 200 克。

做法

将猪肺洗净，切块；鱼腥草洗净，切段。鱼腥草、猪肺与清水适量共同入锅煲汤，出锅前加盐少许调味即可。

功效

清热解毒、利尿通淋。

三妙鹌鹑汤

材料

鹌鹑 1 只，薏苡仁 30 克，黄柏 12 克，苍术 6 克。

做法

鹌鹑去杂，洗净；姜切片；黄柏、苍术分别洗净；薏苡仁炒至微黄。把全部材料放入锅中，加适量清水，大火煮沸后，转小火煲约 2 小时即可。

功效

清热解毒、利水止带。

蒲公英瘦肉汤

材料

猪瘦肉 250 克，蒲公英、薏苡仁各 30 克。

做法

蒲公英、薏苡仁洗净，猪瘦肉洗净，切丁。一同放入锅中，加适量清水，大火煮沸后，改小火煲 1~2 小时即可。

功效

清热解毒、除湿止带，适用于湿毒蕴结型。

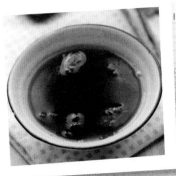

鱼腥草猪肺汤有助于提高机体免疫力，可常食。

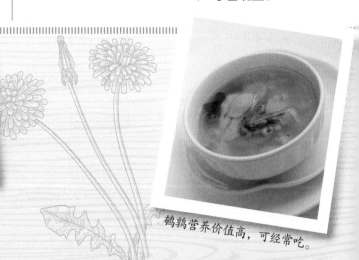

鹌鹑营养价值高，可经常吃。

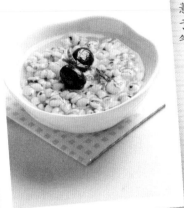

薏苡仁大枣粥有助于排出身体多余湿气，缓解宫颈炎。

家庭防治

月经期做好个人卫生护理，使用**合格的卫生用品**。另外，平时要注意**勤换洗贴身衣物**，还要养成**勤洗澡**的习惯。

鸡冠花瘦肉汤

材料

鸡冠花 20 克，猪瘦肉 100 克，大枣 10 枚。

做法

鸡冠花、大枣、猪瘦肉分别洗净。把所有材料一起放入砂锅，加适量清水，大火煮沸，改小火煮 30 分钟即可。

功效

清热、利湿、止带，适用于湿毒蕴结型。

薏苡仁大枣粥

材料

薏苡仁 50 克，大枣 10 枚，糯米 100 克。

做法

薏苡仁、糯米分别淘洗干净，用清水浸泡 4 小时，捞出沥干；大枣洗净，沥干。薏苡仁、糯米一起入锅，倒入适量清水，先用大火煮开后转至小火，再加入大枣，熬至米烂粥稠即可。依照个人偏好可加红糖。

功效

暖脾胃、补中益气，适用于脾阳亏虚型。

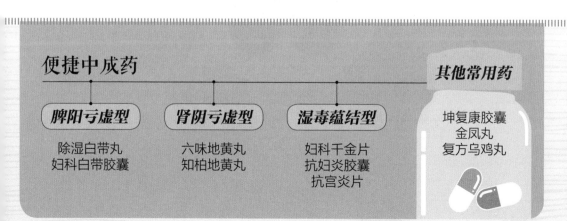

便捷中成药

脾阳亏虚型

除湿白带丸
妇科白带胶囊

肾阴亏虚型

六味地黄丸
知柏地黄丸

湿毒蕴结型

妇科千金片
抗妇炎胶囊
抗宫炎片

其他常用药

坤复康胶囊
金凤丸
复方乌鸡丸

闭经

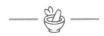

闭经发病机理主要是冲任气血失调，有虚实两个方面，虚者由于冲任亏败，源断其流；实者因邪气阻隔冲任，经血不通。临床常见没有月经或月经来潮后异常停止。

肝肾不足型常见于年逾15周岁尚未行经者，多表现为素体虚弱，腰酸腿软，头晕耳鸣。气血虚弱型多表现为月经逐渐后延、量少、色淡而质薄，继而停闭不行，毛发不泽或易脱落，身体羸瘦，面色萎黄。气滞血瘀型多表现为月经数月不行，精神抑郁，烦躁易怒，胸胁胀满，少腹胀痛或拒按。

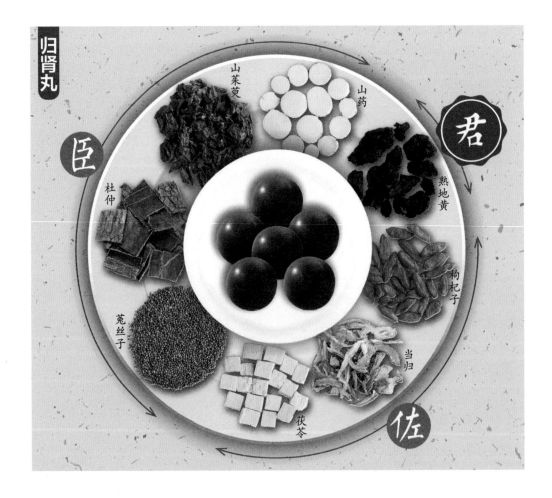

归肾丸

臣

山茱萸

山药

君

熟地黄

杜仲

枸杞子

菟丝子

当归

茯苓

佐

经典中药方

肝肾不足型宜补肾益精、养血调经；气血虚弱型宜补气健脾、养血调经；气滞血瘀型宜理气活血、祛瘀通经。

- **君：** 熟地黄，滋阴养血。
- **臣：** 山茱萸，滋补肝肾；山药，滋肾补脾；杜仲，补肾阳；菟丝子，补肾益精。
- **佐：** 枸杞子，养阴补血；当归，补血调经；茯苓，渗湿健脾。

归肾丸加减

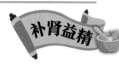
补肾益精

组方用法 熟地黄 240 克，山药、山茱萸、茯苓、枸杞子、杜仲（盐水炒）、菟丝子（制）各 120 克，当归 90 克。作丸剂，温开水或淡盐汤送服。适用于肝肾不足型。出自《景岳全书》。

随证加减 手足心热、咽干口燥、舌红少苔，加生地黄、女贞子、玄参；气虚，加党参、黄芪；阴虚火旺，减杜仲（盐水炒）、菟丝子（制），加知母、牡丹皮。

- **君：** 人参，补脾益肺；熟地黄，补血养阴。
- **臣：** 白术、黄芪，益气健脾；茯苓，利水渗湿；当归、白芍，补血活血。
- **佐：** 陈皮，理气开胃；远志，安神益智；肉桂，温通经脉；五味子，益气生津。
- **使：** 甘草，调和诸药。

人参养荣汤加减

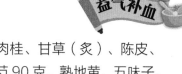
益气补血

组方用法 黄芪、当归、肉桂、甘草（炙）、陈皮、白术、人参各 30 克，白芍 90 克，熟地黄、五味子、茯苓各 9 克，远志 15 克。另加生姜 3 片，大枣 2 枚，每次服 12 克，水煎服。适用于气血虚弱型。出自《三因极一病证方论》。

随证加减 营血损伤过甚，酌减肉桂或不用；脾湿过甚，减熟地黄，或加砂仁、白豆蔻等醒脾药。

- **君：** 桃仁，破血行滞而润燥；红花，活血化瘀。
- **臣：** 赤芍、川芎，活血化瘀；牛膝，祛瘀通脉。
- **佐：** 当归，祛瘀生新；生地黄，凉血清热；枳壳，理气行滞；桔梗，宣肺利气；柴胡，疏肝理气。
- **使：** 甘草，调和诸药。

血府逐瘀汤加减

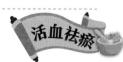
活血祛瘀

组方用法 桃仁 12 克，红花、当归、生地黄、牛膝各 9 克，赤芍、枳壳、甘草各 6 克，川芎、桔梗各 4.5 克，柴胡 3 克。水煎服。适用于气滞血瘀型。出自《医林改错》。

随证加减 气机郁滞较重，加川楝子、香附、青皮。

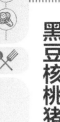

实用家庭方

闭经患者应保持规律的生活作息，保证充足的睡眠时间，避免熬夜，不过度疲劳。饮食方面应注重营养均衡，多摄入富含膳食纤维和维生素的食物，如水果、蔬菜、全谷类食物等，适当补充蛋白质，避免食用辛辣刺激性食物和过量咖啡因。

黑豆核桃猪腰汤

材料

猪腰2个，核桃仁50克，黑豆100克。

做法

黑豆洗净，炒至豆衣裂开；核桃仁、猪腰分别洗净，猪腰中间切开，去除白色筋膜。将食材一起放入砂锅内，加适量清水，大火煮沸后，改用小火煲2小时，加盐调味即可。

功效

温肾填精，有助于缓解因肾阳不足引起的闭经。

大枣羊肉糯米粥

材料

大枣3枚，羊肉50克，糯米150克。

做法

大枣洗净，切碎；羊肉洗净，切片，氽烫；糯米淘净。锅中加适量水和糯米，大火煮开后下入羊肉、大枣、姜末，转中火熬煮。粥成时调味，撒入葱花即可。

功效

补脾和胃、益气生津，适用于气血虚弱型。

羊肉萝卜粥

材料

粳米80克，羊肉100克，白萝卜120克。

做法

白萝卜洗净，切块；羊肉洗净，切片；粳米淘净后放入锅中，加水烧开。下入羊肉，中火煮至米粒开花。下入白萝卜，小火续煮几分钟，出锅前撒入香菜、枸杞子即可。

功效

助元阳、补精血、益虚劳，适用于肝肾不足型。

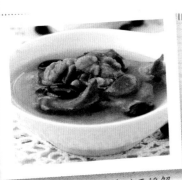

黑豆核桃猪腰汤也有助于缓解月经推迟。

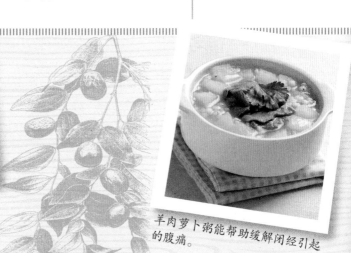

羊肉萝卜粥能帮助缓解闭经引起的腹痛。

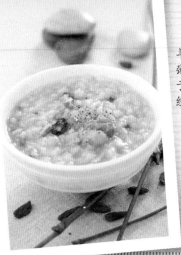

羊肉包菜粥也适用于调理月经失调。

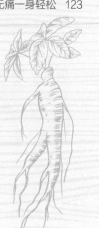

按摩护理

点揉**三阴交穴**，左右各按 5 分钟，能引血下行。也可点按**血海穴**，左右各按 5 分钟，有助于血行顺畅。

羊肉包菜粥

材料

粳米 80 克，熟羊肉 120 克，包菜适量。

做法

熟羊肉切片；粳米淘净；包菜洗净，切成丝。粳米入锅，加适量清水，大火煮开，转中火熬煮至米粒开花。下入熟羊肉、包菜，转小火继续熬煮。出锅前加盐调味，撒入葱花即可。

功效

益气补虚、补肾壮阳，适用于肝肾不足型。

人参核桃煎

材料

人参 3 克，核桃仁 3 枚。

做法

人参与核桃仁煎汤服用。

功效

补益脾肾，有助于缓解因脾肾不足导致的闭经。

鸽肉葱姜粥

材料

鸽肉 150 克，猪肉 50 克，粳米 100 克。

做法

鸽肉、猪肉分别切块，放入碗内，加葱姜末、料酒及盐，拌匀备用；粳米淘洗干净。锅中加入粳米和适量水，煮沸后放进鸽肉块和猪肉块，继续煮粥。粥将成时调入麻油、鸡精和胡椒粉即可。

功效

滋肾补气、祛风解毒，适用于气血虚弱型。

便捷中成药

肝肾不足型	气血虚弱型	气滞血瘀型
归肾丸	乌鸡白凤丸 八珍益母胶囊 八宝坤顺丸	坤灵丸 血府逐瘀胶囊 调经化瘀丸 舒肝保坤丸

其他常用药

女宝胶囊
当归浸膏片
艾附暖宫丸
少腹逐瘀丸

更年期综合征

更年期综合征，中医称"绝经前后诸证"，是指妇女在绝经前后，围绕月经紊乱或绝经出现明显不适症候，如烘热汗出、急躁易怒、潮热面红、眩晕耳鸣、心悸失眠、腰酸背痛、面肿、情志不宁等。

肾阴虚型多表现为月经紊乱，五心烦热，腰膝酸痛，足跟疼痛，尿少色黄，舌红、少苔，脉细数。肾阳虚型多表现为经行量多，经血黯淡，精神萎靡，面色晦暗，腰背冷痛，小便清长，舌淡或胖嫩、边有齿痕、苔薄白，脉沉细弱。肾阴阳俱虚型多表现为经断前后，月经紊乱，乍寒怯热，烘热汗出，舌淡、苔薄，脉沉弱。

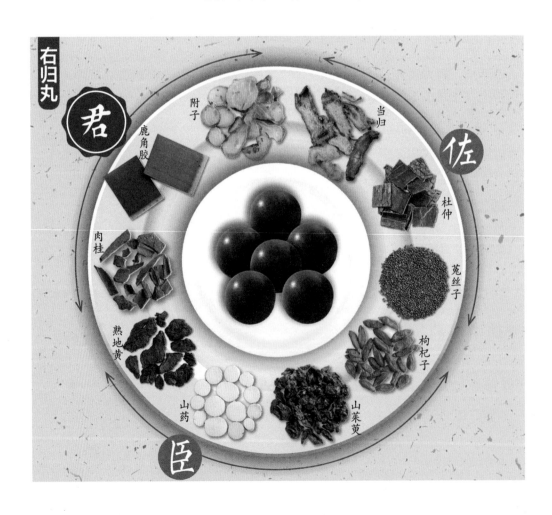

右归丸

君　附子　当归　鹿角胶

佐　杜仲　菟丝子　枸杞子

臣　肉桂　熟地黄　山药　山茱萸

经典中药方

肾阴虚型宜滋养肾阴；肾阳虚型宜温肾扶阳；肾阴阳俱虚型宜阴阳双补。

- **君**：熟地黄，滋肾填精；女贞子，滋肾养肝。
- **臣**：山茱萸、枸杞子，补肾益精；山药，补脾益阴；龟甲胶，填补精髓；鹿角胶，温肾壮阳；墨旱莲，凉血止血。
- **佐**：菟丝子，补肾阳；川牛膝、何首乌，补肝肾。
- **使**：川牛膝，引药入肝肾。

左归丸合二至丸加减

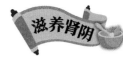 滋养肾阴

组方用法 何首乌 25 克，熟地黄、山药、山茱萸、枸杞子、菟丝子、女贞子、墨旱莲各 15 克，川牛膝、鹿角胶、龟甲胶各 10 克。适用于肾阴虚型。

随证加减 头痛，眩晕较甚，加天麻、钩藤、珍珠母。

- **君**：附子、肉桂、鹿角胶，温里祛寒。
- **臣**：熟地黄、山药、山茱萸、枸杞子，补脾滋阴、养肝滋肾。
- **佐**：菟丝子、杜仲、当归，补肝肾、强腰膝。

右归丸加减

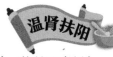 温肾扶阳

组方用法 熟地黄240克，山药（炒）、菟丝子（制）、鹿角胶（炒珠）、杜仲（姜汁炒）各120克，山茱萸（微炒）、枸杞子（微炒）、当归各90克，肉桂60克，附子（制）60克（渐可加至180克）。作丸剂，每次嚼服或用滚汤或淡盐汤送服6~9克。适用于肾阳虚型。出自《景岳全书》。

随证加减 月经量多或崩中漏下，加赤石脂、补骨脂；腰背冷痛明显，加川椒、鹿角片。

- **君**：仙茅、淫羊藿，温肾阳、补肾精。
- **臣**：巴戟天，温助肾阳；女贞子，滋肾养肝；当归，养血柔肝而充血海；墨旱莲，凉血止血。
- **佐**：知母、黄柏，滋肾阴。

二仙汤合二至丸加减

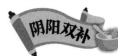 阴阳双补

组方用法 女贞子、墨旱莲各 15 克，仙茅、淫羊藿、巴戟天、当归、知母各 10 克，黄柏 6 克。水煎服。适用于肾阴阳俱虚型。

随证加减 出汗多，加龙骨、牡蛎。

实用家庭方

更年期患者可以适当参加各项体育锻炼，增强体质，调理阴阳气血。注意劳逸结合、生活规律、睡眠充足，避免过度劳累和紧张。高脂、高糖类食物的摄入要适当，注意经常吃新鲜水果和蔬菜。

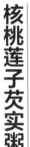

核桃莲子芡实粥

材料

核桃仁 20 克，芡实、莲子各 15 克，粳米 50 克。

做法

粳米淘洗干净；芡实、莲子洗净。核桃仁、芡实、莲子和粳米入锅，加适量水同煮成粥。每日早晚食用。

功效

补肾健脾，适用于肾阳虚型。

韭菜猪骨粥

材料

猪骨 500 克，韭菜 50 克，粳米 80 克。

做法

猪骨斩件，氽烫；韭菜切段；粳米淘洗干净。先将猪骨入锅，加水、料酒、姜，大火烧开，然后滴入醋，下入粳米煮至米粒开花，最后放入韭菜继续熬煮。出锅前调入盐，撒上葱花即可。

功效

温肾助阳、健脾益胃，适用于肾阳虚型。

桂圆大枣汤

材料

大枣 5 枚，桂圆 25 克。

做法

大枣洗净；桂圆去壳。大枣与桂圆共入砂锅，加适量清水。大火煮沸后，转为小火煮 10 分钟，最后加入红糖搅拌即可。

功效

补气养血、安神助眠，有助于缓解更年期女性心悸、失眠等症状。

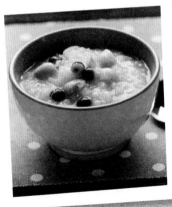

核桃莲子芡实粥有助于缓解肾阳虚引起的小便清长。

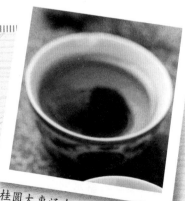

桂圆大枣汤有助于更年期女性调补气血。

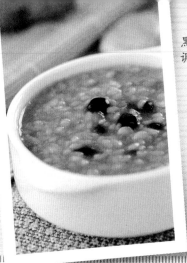

黑豆甜粥也有助于
调节内分泌失调。

穴位调理

取俯卧位，按揉**风池穴、风府穴**及**颈项部两侧肌肉**5遍，点叩背部**足太阳膀胱经**第一、第二侧线及下肢**足太阳膀胱经、足少阳胆经**5遍。

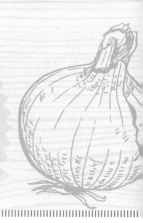

地黄枣仁粥

材料

酸枣仁、生地黄各30克，粳米100克。

做法

生地黄与酸枣仁分别洗净；粳米淘洗干净。先将生地黄与酸枣仁入锅，加适量水后煎取药汁，然后将粳米与药汁共煮粥，待米烂粥稠即可。

功效

补阴清热，适用于肾阴虚型。

黑豆甜粥

材料

黑豆50克，粳米100克。

做法

黑豆洗净，浸泡4小时；粳米淘洗干净。黑豆与粳米放锅内煮至粥成，调入红糖即成。

功效

健脾益肾，有助于更年期女性调节内分泌，缓解更年期不适。

洋葱青菜肉丝粥

材料

洋葱、青菜各30克，猪瘦肉100克，粳米80克。

做法

青菜洗净，切碎；洋葱、猪瘦肉分别洗净，切丝；粳米淘净。锅中注水，下入粳米、猪瘦肉丝、洋葱丝，煮至肉丝熟，改小火，下入青菜碎，煮至粥熟，加盐调味即可。

功效

宁心安神，有助于缓解更年期心烦气躁的症状。

便捷中成药

肾阴虚型	肾阳虚型	肾阴阳俱虚型
六味地黄丸 坤泰胶囊 更年安片	金匮肾气丸 桂附地黄丸	六味地黄丸 培坤丸

其他常用药

解郁安神颗粒

不孕症

不孕症主要与肾气不足、冲任气血失调有关。中医认为，男女双方在肾气盛、天癸至、任通冲盛的条件下，女子月事以时下，男子精气溢泻，两性相合，便可媾成胎孕。

肾气虚型多表现为初潮延迟，月经不调或闭经，经血黯淡、质稀，舌淡、苔薄，脉沉弱。肾阳虚型多表现为月经后期，甚则闭经，平时白带量多，腰痛如折，腹冷肢寒，性欲淡漠，舌淡、苔白滑，脉沉细而迟。肾阴虚型多表现为婚久不孕，月经提前或闭经，形体消瘦，皮肤不润，五心烦热，舌苔少，脉细。

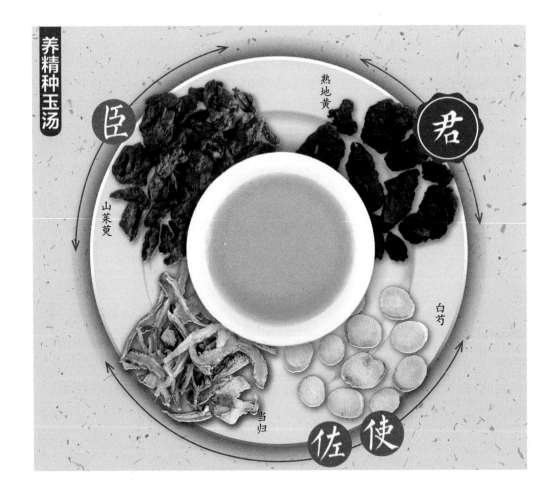

养精种玉汤

熟地黄　君

山茱萸　臣

白芍

当归　佐　使

经典中药方

肾气虚型宜补肾益气、填精益髓；肾阳虚型宜温肾助阳、调补冲任；肾阴虚型宜补肾益精、滋阴养血。

- **君：** 熟地黄、白芍、当归、川芎，补血调经。
- **臣：** 人参、白术、茯苓、甘草，益气补血。
- **佐：** 鹿角霜、菟丝子、杜仲，温肾养肝、益精养血；川椒，温煦胞宫。

毓麟珠加减

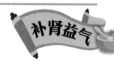
补肾益气

组方用法 人参、白术、茯苓、白芍、杜仲、鹿角霜、川椒各60克，川芎、甘草（炙）各30克，当归、熟地黄、菟丝子各120克。作丸剂，空腹时用酒或白汤送下。适用于肾气虚型。出自《景岳全书》。

随证加减 子宫寒甚，加附子（制）、干姜（炮）；多郁怒，气有不顺，加香附（酒炒）。

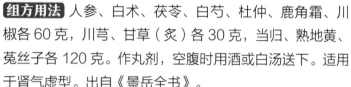

- **君：** 附子、肉桂、鹿角胶，温里祛寒。
- **臣：** 熟地黄、山药、山茱萸、枸杞子，补脾滋阴、养肝滋肾。
- **佐：** 菟丝子、杜仲、当归，补肝肾、强腰膝。

右归丸加减

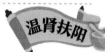
温肾扶阳

组方用法 熟地黄240克，山药（炒）、菟丝子（制）、鹿角胶（炒珠）、杜仲（姜汁炒）各120克，山茱萸（微炒）、枸杞子（微炒）、当归各90克，肉桂60克，附子（制）60克（渐可加至180克）。作丸剂，每次嚼服或用滚汤或淡盐汤送服6~9克。适用于肾阳虚型。出自《景岳全书》。

随证加减 腹胀、胸闷、食欲不振，减熟地黄、枸杞子，加陈皮、白术、干姜；浮肿，加车前子、茯苓、牛膝；寒疝，加小茴香、乌药。

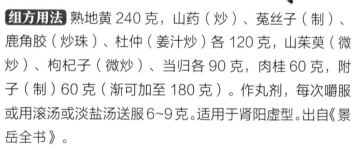

- **君：** 熟地黄，补肾填精。
- **臣：** 山茱萸，滋养肝肾。
- **佐：** 白芍、当归，养血平肝。
- **使：** 白芍、当归，调和诸药。

养精种玉汤加减

补肾益精

组方用法 熟地黄30克，当归（酒洗）、白芍（酒炒）、山茱萸（蒸熟）各15克。水煎服。适用于肾阴虚型。出自《傅青主女科》。

随证加减 兼五心烦热、午后潮热，加知母、黄柏、龟甲、牡丹皮、地骨皮等；头晕耳鸣、失眠不寐，可加柏子仁、五味子、酸枣仁（炒）等。

实用家庭方

不孕症患者可以多吃一些肝、脑等动物内脏，以助性激素的合成，也要多吃富含维生素和蛋白质的食物。心理上要轻松坦然，不能过分焦虑和担忧。在治疗期间，需要戒烟、戒酒、戒掉不良的生活习惯，比如熬夜、缺乏运动等。

炒海虾

材料

海虾400克，米酒250毫升。

做法

海虾洗净，去壳，放入米酒，浸泡10分钟，捞出。油锅烧热，再入葱花爆香，加入虾、盐、姜连续翻炒至熟即成。

功效

温经通阳，适用于肾阳虚型。

菟丝子黑豆粥

材料

菟丝子20克，黑豆30克，粳米60克。

做法

菟丝子洗净，水煎取汁；黑豆洗净；粳米淘洗干净。将药汁、黑豆与粳米共煮成粥，加红糖调食。

功效

补血益肾、温通胞脉，适用于肾阳虚型。

蛋黄山药粥

材料

粳米80克，山药20克，鸡蛋黄2个。

做法

粳米淘净；山药洗净，切块。锅中放水，放入粳米煮至八成熟。接着放入山药块、鸡蛋黄煮熟，加盐、香油调匀即可。

功效

滋肾益精，有助于调理不孕症。

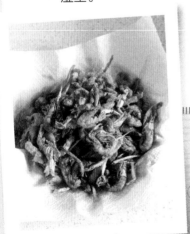

炒海虾有助于缓解肾阳虚引起的形寒肢冷。

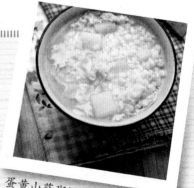

蛋黄山药粥还有助于缓解女性孕中期脾气不足的症状。

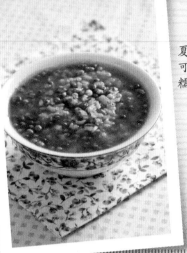

夏天消暑也可常饮绿豆糯米粥。

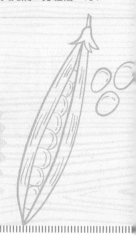

重点食材

海参味咸，性温。能补肾、生百脉，不孕的人可多吃，能满足坐胎所需的气血。

绿豆糯米粥

材料

绿豆 20 克，糯米 90 克，樱桃适量。

做法

糯米、绿豆泡发，洗净；樱桃洗净。锅置火上，注入清水，放入糯米、绿豆，大火煮至熟烂。放入樱桃用小火煮至粥成，加入白糖调味即可。

功效

利水渗湿、清热解毒，有助于缓解五心烦热的症状。

温补鹌鹑汤

材料

鹌鹑 1 只，艾叶、川芎、菟丝子各适量。

做法

鹌鹑去杂，洗净备用；所有中药用清水煎煮后，用纱布过滤取汁。将药汁和鹌鹑用碗装好，隔水炖熟，加盐调味即可。

功效

温肾固脉，辅助治疗体虚、子宫寒冷所致不孕。

腐竹焖海参

材料

腐竹、水发海参各 200 克，西蓝花 100 克，冬菇 50 克。

做法

海参氽烫去腥后捞出；冬菇、腐竹洗净，泡发；西蓝花洗净，焯水。所有材料一同入锅，加适量水，小火焖至入味，出锅前加盐调味。

功效

补肾、益气、补血。

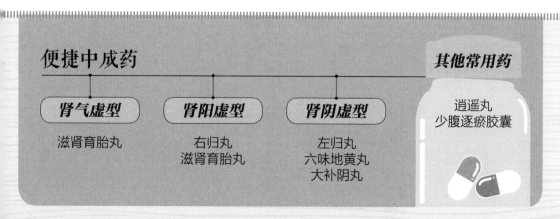

便捷中成药

其他常用药

肾气虚型	肾阳虚型	肾阴虚型
滋肾育胎丸	右归丸 滋肾育胎丸	左归丸 六味地黄丸 大补阴丸

逍遥丸
少腹逐瘀胶囊

习惯性流产

习惯性流产在中医上称"滑胎"，是指流产连续发生3次或3次以上。导致滑胎的主要原因是母体冲任损伤或胎元不固。

肾阳亏虚型多表现为屡孕屡堕，腰膝酸软，甚则腰痛如折，头晕耳鸣，畏寒肢冷，小便清长，夜尿频多，大便溏薄，舌淡、苔薄而润，脉沉迟或者沉弱。气血虚弱型多表现为屡孕屡堕，头晕目眩，神疲乏力，面色㿠白，心悸气短，舌质淡、苔薄白，脉细弱。血瘀型多见孕后屡孕屡堕，肌肤无华，舌质暗紫或有瘀斑，脉弦滑或涩。

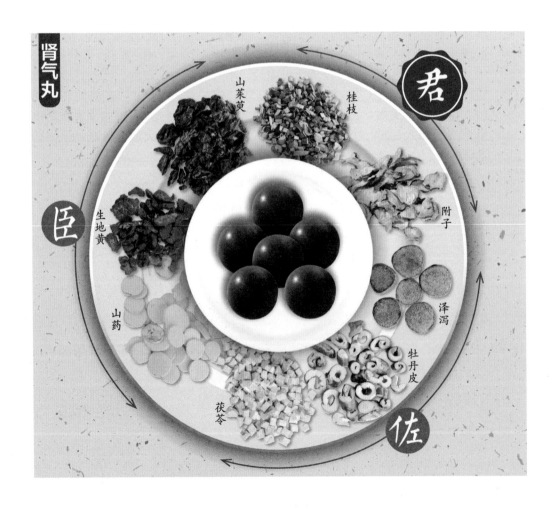

经典中药方

肾阳亏虚型宜温补肾阳、固冲安胎；气血虚弱型宜益气养血、固冲安胎；血瘀型宜祛瘀消症、固冲安胎。

- **君：** 附子，温壮元阳；桂枝，温通阳气。
- **臣：** 山茱萸、山药、生地黄，补肝脾肾、益精血。
- **佐：** 泽泻，通调水道；茯苓，健脾渗湿；牡丹皮，清肝火。

肾气丸加减

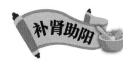

补肾助阳

组方用法 生地黄 24 克，山药、山茱萸各 12 克，泽泻、茯苓、牡丹皮各 9 克，桂枝、附子（炮）各 3 克。作丸剂，每次 6 克。适用于肾阳亏虚型。出自《金匮要略》。

随证加减 畏寒肢冷较甚，可将桂枝改为肉桂，并加重肉桂、附子用量；痰饮咳喘，加生姜、细辛、半夏；夜尿多，可加巴戟天、益智仁、金樱子、芡实。

- **君：** 白术，益气健脾。
- **臣：** 人参、黄芪，固胎元；当归、熟地黄、白芍、川芎，养血和血。
- **佐：** 续断，补肾安胎；黄芩，清热安胎；砂仁，理气安胎；糯米，补脾养胃。
- **使：** 甘草，调和诸药。

泰山磐石散加减

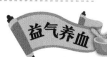

益气养血

组方用法 人参、当归、白芍、熟地黄、续断、黄芩各 3 克，黄芪、白术、糯米各 6 克，甘草（炙）、川芎各 2 克，砂仁 1.5 克。水煎服。适用于气血虚弱型。出自《古今医统大全》。

随证加减 脾胃有热，倍加黄芩，少用砂仁；胃弱，多用砂仁，少加黄芩。

- **君：** 桂枝，温通血脉；菟丝子，补肾益精。
- **臣：** 桃仁，活血祛瘀；桑寄生、川续断，补肝肾；阿胶，滋养阴血。
- **佐：** 牡丹皮、白芍、茯苓，凉血散瘀、渗湿健脾。

桂枝茯苓丸合寿胎丸

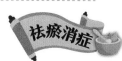

祛瘀消症

组方用法 桂枝、茯苓、牡丹皮、桃仁、白芍、阿胶各 10 克，菟丝子、桑寄生、川续断各 15 克。每日 1 剂，分 2~3 次温服。服用 7 剂后根据病情变化调整处方。适用于血瘀型。

实用家庭方

预防习惯性流产，日常生活中应注意增强体质，多吃营养丰富且容易消化的食物，避免食用不卫生的食物和刺激性较强的食物。另外，注意个人卫生，维持良好的心态，这些对于调理好身体也是非常重要的。

白术南瓜粥

材料

白术9克，粳米60克，南瓜适量。

做法

白术、南瓜洗净；粳米淘净。白术水煎取汁。南瓜、粳米、白术汁同入锅，加适量水煮粥，出锅前加入饴糖。

功效

健脾补气、安胎，适用于脾虚引起的气血虚弱型。

苎麻鲤鱼粥

材料

苎麻根15克，鲤鱼1条，糯米适量。

做法

鲤鱼处理干净后备用；苎麻根洗净，煎煮取汁去渣。糯米洗净后与鲤鱼、苎麻汁同煮成粥。

功效

止血安胎、消肿利尿，有助于缓解孕妇腰酸腹痛、胎动不安。

艾叶煮蛋

材料

艾叶15克，鸡蛋2个。

做法

艾叶与鸡蛋加适量水同煮，至鸡蛋熟后剥壳。将鸡蛋再煮片刻，去渣食蛋饮汤。

功效

调经安胎、祛寒除湿，适用于肾阳亏虚型。

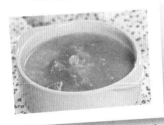

白术南瓜粥补中益气，脾虚者可常食。

情志调理

习惯性流产患者调整好心态，**不要过于紧张**，导致出现习惯性流产的因素有很多，要积极找到原因再对症治疗，才可以早日康复。

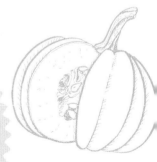

便捷中成药

其他常用药

肾阳亏虚型	气血虚弱型	血瘀型
滋肾育胎丸 孕康口服液	归脾丸 保胎丸	桂枝茯苓胶囊

固肾安胎丸

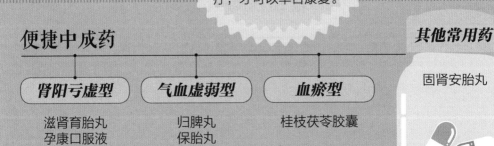

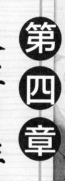

第四章

关注男性健康，消除难言之隐

受传统观念影响，一些男性患上男科疾病后往往不愿寻医问药，结果有些小病因错过最佳治疗时机而变成大病，疾病，应该及早就医。本章选取了经典古籍中的中药方和实用的家庭方来帮助男性了解相关疾病，根据不同的病因选择合适的方剂，在生活中调理身体，做到早预防、早发现、早治疗。

阳痿

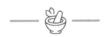

阳痿与先天禀赋不足、劳累过度、久病体虚、饮食不节有关。早期表现为阴茎能自主勃起，但勃起不久；中期阴茎不能自主勃起，性欲缺乏，性交中途痿软；晚期阴茎萎缩，无性欲，阴茎完全不能勃起。

肝郁不舒型多表现为心情抑郁，胸胁胀痛，脘闷不适，食少便溏，舌苔薄白，脉弦。湿热下注型多表现为阴茎痿软，阴囊潮湿，瘙痒腥臭，睾丸坠胀作痛，小便赤涩灼痛，胁胀腹闷，肢体困倦，泛恶口苦，舌红、苔黄腻，脉滑数。惊恐伤肾型多表现为阳痿不振，心悸易惊，胆怯多疑，夜多噩梦，有多次被惊吓的经历，舌苔薄白，脉弦细。

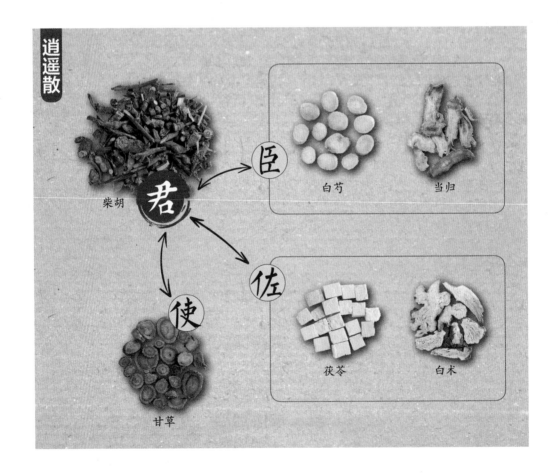

逍遥散

柴胡 君
臣 白芍 当归
佐 茯苓 白术
使 甘草

经典中药方

肝郁不舒型宜疏肝解郁；湿热下注型宜清利湿热；惊恐伤肾型宜益肾宁神。

- **君：**柴胡，疏肝解郁。
- **臣：**当归，养血和血；白芍，养血柔肝。
- **佐：**白术、茯苓，健脾益气。
- **使：**甘草，调和药性。

逍遥散加减

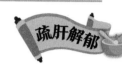
疏肝解郁

组方用法 甘草（微炙赤）15 克，当归（微炒）、茯苓、白芍、白术、柴胡各 30 克。另加姜（煨）、薄荷少许共煎汤，每次服 6 克。适用于肝郁不舒型。出自《太平惠民和剂局方》。

随证加减 肝郁气滞较甚，加香附、郁金、陈皮；血虚，加熟地黄；肝郁化火，加牡丹皮、栀子。

- **君：**龙胆草，泻火清热。
- **臣：**黄芩、栀子，苦寒泻火、清热燥湿。
- **佐：**泽泻、木通、车前子，清利湿热；当归、生地黄，养血益阴。
- **使：**柴胡，疏达肝气；甘草，调和诸药。

龙胆泻肝汤加减

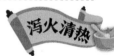
泻火清热

组方用法 龙胆草（酒炒）、木通、柴胡、生甘草各 6 克，黄芩（炒）、栀子（酒炒）、车前子、生地黄（酒炒）各 9 克，泽泻 12 克，当归 3 克。[1]水煎服。适用于湿热下注型。出自《医方集解》。

随证加减 阴部湿痒，加地肤子、黄柏、苦参、蛇床子；小腹胀痛，加延胡索、川楝子。

- **君：**酸枣仁、茯神、远志、菟丝子，安神定志。
- **臣：**柴胡、白芍、橘红、砂仁、人参、白术、神曲、山药、当归，理气解郁、滋阴养血。
- **佐：**石菖蒲，畅达神志。
- **使：**甘草，调和诸药。

启阳娱心丹加减

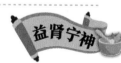
益肾宁神

组方用法 人参 60 克，茯神 150 克，石菖蒲、甘草、橘红、砂仁、柴胡各 30 克，菟丝子、白术各 240 克，酸枣仁、当归、远志各 120 克，白芍、山药各 180 克，神曲 90 克。作丸剂，每日服 15 克。适用于惊恐伤肾型。出自《辨证录》。

随证加减 惊悸不安、梦中惊叫，加龙齿、磁石。

---

①原书未著用量，按现代用法酌取。

实用家庭方

情绪低落、焦虑惊恐是阳痿的重要诱因。因此，调畅情志、怡悦心情、防止精神紧张是预防及调护阳痿的重要环节。饮食疗法有很好的辅助治疗作用，可以根据患者不同的体质及证型选择适宜的饮食。

韭菜子饮

材料

韭菜子适量。

做法

韭菜子以盐水煎服，代茶饮。

功效

补肾壮阳、固精缩尿、温肾暖膝，有助于缓解阳痿引起的尿频、腰膝冷痛等症。

肉苁蓉炖羊肾

材料

肉苁蓉 5~10 克，羊肾 2 个。

做法

羊肾处理干净后，与肉苁蓉一同入锅，加适量水，煮熟调味服食。

功效

温补肾阳，有助于缓解肾虚劳损所致的阳痿。

冬虫夏草老鸭汤

材料

老鸭 1 只，冬虫夏草 10 克。

做法

老鸭洗净放砂锅中，加冬虫夏草、葱、姜和适量水，用小火煨至鸭肉熟烂即可。

功效

补虚助阳，有助于缓解肾阳虚衰所致的阳痿。

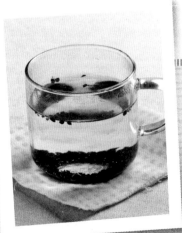

韭菜子饮还有助于缓解肾虚不固所致的滑精、遗尿。

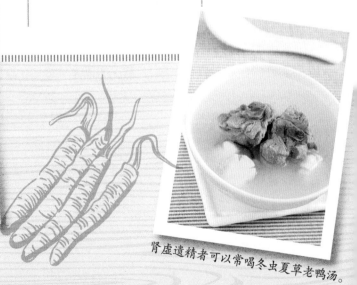

肾虚遗精者可以常喝冬虫夏草老鸭汤。

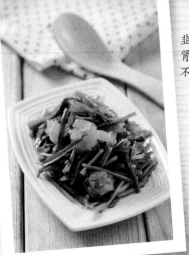

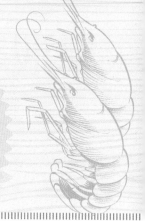

韭菜炒鲜虾对于肾虚、血虚者有不错的调理作用。

家庭防治

阳痿患者应加强**体育锻炼**，保证充足的**睡眠**，避免疲劳过度。多吃**壮阳补益的食物**，如动物内脏、羊肉、牛肉、山药、豆腐、花生等。

韭菜炒鲜虾

材料

虾仁30克，韭菜40克。

做法

韭菜洗净，切段；虾仁洗净；姜切丝；葱切段。热锅烧油，下入姜、葱爆香后，立即下入虾仁、韭菜、盐，炒至断生即可。

功效

补肾助阳、固精止遗，有助于缓解肾阳虚衰所致的阳痿。

龙凤海鲜粥

材料

虾50克，蟹2只，乳鸽、生蚝各1只，冬菜、粳米各适量。

做法

蟹、乳鸽收拾干净，斩块；虾去杂，洗净；生蚝洗净，取肉；粳米淘洗干净备用。砂锅注水烧开，放入粳米、蟹、乳鸽煲成粥，再放入冬菜、姜丝、虾、生蚝肉、香菜，煮沸即可。

功效

补气血、益精血，有助于缓解阳痿引起的腰膝酸软。

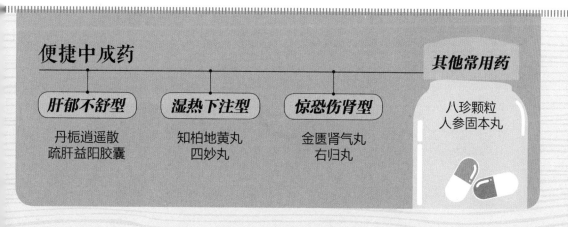

便捷中成药

肝郁不舒型	湿热下注型	惊恐伤肾型
丹栀逍遥散 疏肝益阳胶囊	知柏地黄丸 四妙丸	金匮肾气丸 右归丸

其他常用药

八珍颗粒
人参固本丸

早泄

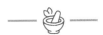

中医认为早泄是由青壮之年手淫频繁，纵欲过度，阴精暗耗，阴虚不能制阳，虚火扰动，精关失固而致。另外，嗜食辛辣、肥甘，致使湿热内生，或交媾不洁，湿热之邪外侵，湿热蕴于肝经，扰动精室，也会导致早泄。

阴虚火旺型多表现为性欲亢进，五心烦热，腰膝酸软，舌红、少苔，脉细数。肾气不固型多表现为性欲减退，勃起迟缓，伴腰膝酸软，夜尿频多，畏寒肢冷，舌质淡胖、苔薄白，脉沉弱。心脾亏损型多表现为临房早泄，精液稀少，心悸少眠，气短神疲，伴形体消瘦，纳呆便溏，头晕自汗，舌质淡、苔薄白，脉细弱。

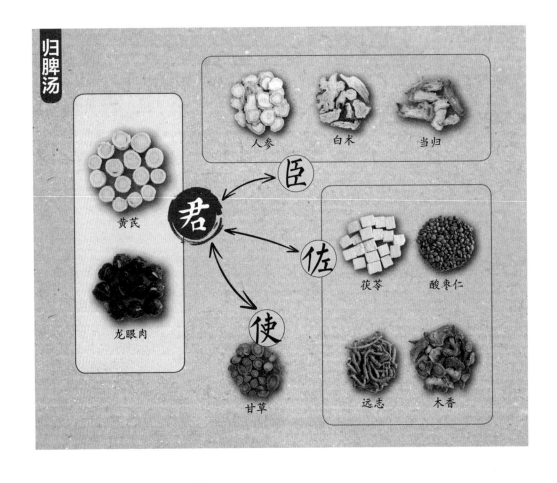

归脾汤

黄芪

龙眼肉

君

臣

人参　白术　当归

佐

茯苓　酸枣仁

使

甘草

远志　木香

经典中药方

阴虚火旺型宜滋阴降火；肾气不固型宜益肾固精；心脾亏损型宜补益心脾。

- **君：** 熟地黄，大补真阴。
- **臣：** 山茱萸，补肾养肝；山药，滋肾补脾；黄柏，泻火除蒸；知母，清热润肺。
- **佐：** 泽泻，泻肾降浊；牡丹皮，清散肝火；茯苓，健脾渗湿。

知柏地黄汤加减

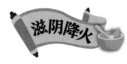
滋阴降火

组方用法 熟地黄24克，山茱萸、山药各12克，知母、黄柏、泽泻、茯苓、牡丹皮各9克。水煎服。适用于阴虚火旺型。出自《医宗金鉴》。

随证加减 房欲过度、肾阴亏损致喉癣，加川芎、当归、白芍。

- **君：** 附子，温壮元阳；桂枝，温通阳气。
- **臣：** 山茱萸、山药、生地黄，补肝脾、益精血。
- **佐：** 泽泻，通调水道；茯苓，健脾渗湿；牡丹皮，清肝火。

肾气丸加减

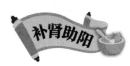
补肾助阳

组方用法 生地黄24克，山药、山茱萸各12克，泽泻、茯苓、牡丹皮各9克，桂枝、附子（炮）各3克。作丸剂，每次6克。适用于肾气不固型。出自《金匮要略》。

随证加减 畏寒肢冷较甚，可将桂枝改为肉桂，并加重肉桂、附子用量；痰饮咳喘，加干姜、细辛、半夏。

- **君：** 黄芪，益气补脾；龙眼肉，养心安神。
- **臣：** 人参、白术，补脾益气；当归，补血养心。
- **佐：** 茯苓、酸枣仁、远志，宁心安神；木香，理气醒脾。
- **使：** 甘草，补气调中。

归脾汤加减

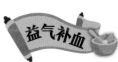
益气补血

组方用法 白术、当归、茯苓、黄芪（炒）、龙眼肉、远志、酸枣仁（炒）、人参各3克，木香1.5克，甘草（炙）0.9克。另加生姜、大枣，水煎，每次服12克。适用于心脾亏损型。出自《正体类要》。

随证加减 严重失眠，加磁石、龙骨。

实用家庭方

早泄患者应注意精神调养，排除杂念，清心寡欲。避免过度脑力劳动，做到劳逸结合，平时多做有氧运动，如慢跑、游泳、仰卧起坐、俯卧撑及力量锻炼。注重饮食调理，要控制体重，少抽烟、喝酒，节制性欲，戒除手淫。

糖水莲子

材料

莲子100克，菠萝1个，糖水100毫升。

做法

莲子洗净，提前浸泡3小时；菠萝去皮，切丁。锅中加入糖水、莲子，煮至莲子熟烂，装碗。放凉后，加入菠萝丁即可。

功效

涩精止遗、养心安神，适用于肾气不固型或心脾亏损型。

泥鳅炖豆腐

材料

泥鳅1条，豆腐50克。

做法

泥鳅处理干净；豆腐切块。油锅烧热，放入葱、姜、蒜和泥鳅，待泥鳅煎至两面金黄，然后放入豆腐块、料酒、酱油和适量水，用大火煮沸后转小火煮10分钟左右即可。

功效

养肾生精、补益脾胃，适用于早泄伴阴囊潮湿等症者。

羊肾枸杞粥

材料

羊肾2个，羊肉100克，枸杞子10克，粳米90克。

做法

羊肾洗净，剖开去臊腺，汆烫，切块；羊肉洗净，汆烫，切片；粳米淘净。将羊肾、羊肉、枸杞子同粳米一起煮粥食用。

功效

益肾阴、补肾气、壮元阳，有助于缓解腰膝酸软等症。

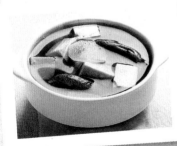

泥鳅炖豆腐也可用于缓解小便不利。

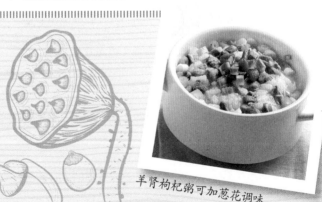

羊肾枸杞粥可加葱花调味。

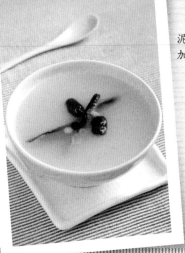

泥鳅酸枣仁汤也可
加入大枣调味。

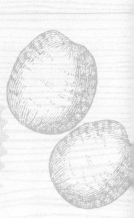

饮食护理

早泄患者饮食宜**清淡**，多食富含**蛋白质**的食物，如海鲜、牛肉、禽肉等；少食肥甘油腻之品，如肥肉、甜食等，且不可过量饮用酒、浓茶、咖啡。

炖鹿肉

材料

鹿肉 50 克，鸡汤适量。

做法

鹿肉洗净，切块，用油炸一下捞出。锅中热油，加葱、姜爆香，再加盐、鸡汤、鹿肉，大火将鸡汤烧开，然后转小火煨烂鹿肉，最后勾芡装盘即可。每日 1 次佐餐食。

功效

益气血、补虚羸、补肾益精，适用于肾气不固型。

泥鳅酸枣仁汤

材料

泥鳅 1 条，酸枣仁 50 克。

做法

泥鳅去杂，洗净，切段；酸枣仁洗净。泥鳅与酸枣仁共置锅中，加适量清水、姜、葱、黄酒，大火煮开 3 分钟，去浮沫，改小火煮 15 分钟即可。

功效

补肾生精、补中益气，适用于心脾亏损型。

金樱子粥

材料

金樱子 30 克，粳米 50 克。

做法

金樱子洗净；粳米淘洗干净。金樱子与粳米共放入锅中熬粥，熬至米烂粥稠即可。

功效

补肾强身，适用于肾气不固型。

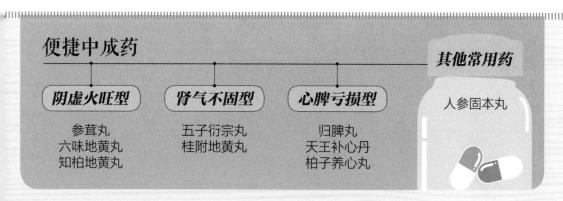

便捷中成药

其他常用药

阴虚火旺型	肾气不固型	心脾亏损型
参茸丸 六味地黄丸 知柏地黄丸	五子衍宗丸 桂附地黄丸	归脾丸 天王补心丹 柏子养心丸

人参固本丸

遗精

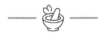

遗精多与情志失调、思虑劳神太过、房事过度或饮食习惯不好有关，主要表现为不因性交而精液自行泄出，频率为每周超过 1 次。遗精初起，实证为多；病程久，一般虚证为多。

湿热下注型多表现为遗精时作，小便黄赤，热涩不畅，口苦而腻，舌质红、苔黄腻，脉濡数。劳伤心脾型多表现为劳则遗精，失眠健忘，心悸不宁，面色萎黄，舌淡、苔薄，脉弱。肾气不固型多表现为无梦而遗，甚则滑泄不禁，精液清稀而冷，形寒肢冷，舌淡胖、苔白滑，脉沉细。

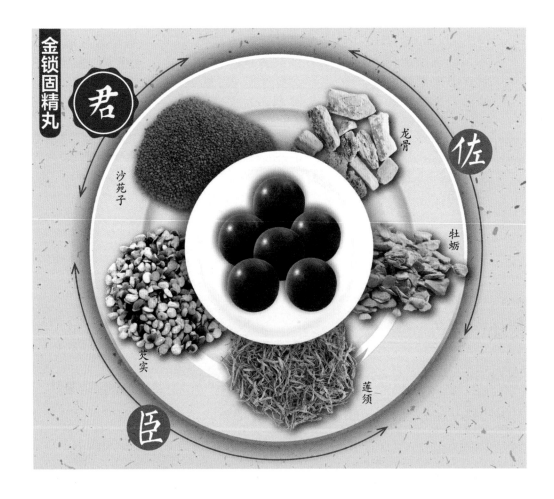

金锁固精丸

君　沙苑子

佐　龙骨　牡蛎

臣　芡实　莲须

经典中药方

湿热下注型宜清热利湿；劳伤心脾型宜调补心脾、益气摄精；肾气不固型宜补肾固精。

- **君**：龙胆草，泻火清热。
- **臣**：黄芩、栀子，苦寒泻火、清热燥湿。
- **佐**：泽泻、木通、车前子，清利湿热；当归、生地黄，养血益阴。
- **使**：柴胡，疏达肝气；甘草，调和诸药。

龙胆泻肝汤加减

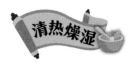 清热燥湿

组方用法 龙胆草（酒炒）、木通、柴胡、生甘草各6克，黄芩（炒）、栀子（酒炒）、车前子、生地黄（酒炒）各9克，泽泻12克，当归（酒洗）3克。①水煎服。适用于湿热下注型。出自《医方集解》。

随证加减 湿热壅盛，加苦参、白花蛇舌草、黄柏；阴囊潮湿、瘙痒，加茯苓、地肤子、蛇床子。

- **君**：黄芪，益气补脾；龙眼肉，养心安神。
- **臣**：人参、白术，补脾益气；当归，补血养心。
- **佐**：茯苓、酸枣仁、远志，宁心安神；木香，理气醒脾。
- **使**：甘草，补气调中。

归脾汤加减

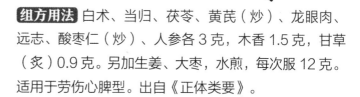 益气补血

组方用法 白术、当归、茯苓、黄芪（炒）、龙眼肉、远志、酸枣仁（炒）、人参各3克，木香1.5克，甘草（炙）0.9克。另加生姜、大枣，水煎，每次服12克。适用于劳伤心脾型。出自《正体类要》。

随证加减 遗精偏寒，加艾叶炭、姜炭；遗精偏热，加生地炭、阿胶珠、棕榈炭。

- **君**：沙苑子，固精止遗。
- **臣**：芡实、莲须，益肾固精。
- **佐**：龙骨、牡蛎，收敛固涩、重镇安神。

金锁固精丸加减

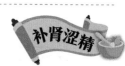 补肾涩精

组方用法 沙苑子（炒）、芡实（蒸）、莲须各60克，龙骨（酥炙）、牡蛎（煅粉）各30克。作丸剂，每次服9克。适用于肾气不固型。出自《医方集解》。

随证加减 遗精、滑泄不禁，加桑螵蛸、金樱子、覆盆子；腰膝冷痛、小便清长或频数，加附子、菟丝子、补骨脂；梦遗频作，加远志、茯神、酸枣仁。

---

①原书未著用量，按现代用法酌取。

实用家庭方

遗精患者要调养精神，清心寡欲，戒除手淫，节制性欲。注意劳逸结合，避免过度脑力劳动，加强体育锻炼。夜晚进食不宜过饱，睡前用温水洗脚，被褥不宜过厚、过暖，衬裤不宜过紧，养成侧卧习惯。少食醇酒厚味及辛辣刺激性食品。

酸角仁丸

材料

酸角仁30克。

做法

将酸角仁研碎，加适量白砂糖制成丸剂，每日2次，每次2克。

功效

补肾固精，适用于肾气不固型。

荷叶粥

材料

荷叶1张，粳米80克。

做法

用荷叶与粳米煮粥服用。早晚各1次。

功效

清热化湿，适用于湿热下注型。

生莲子

材料

生莲子适量。

做法

早晚各10粒，咀嚼咽下。

功效

补脾益肾、涩精，适用于劳伤心脾型和肾气不固型。

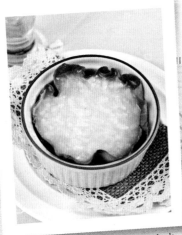

因感受暑热而出现小便短赤者也可食荷叶粥，有缓解作用。

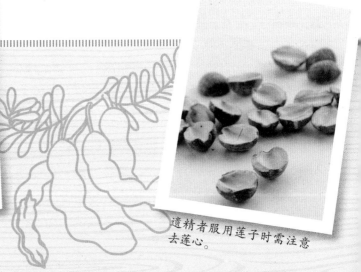

遗精者服用莲子时需注意去莲心。

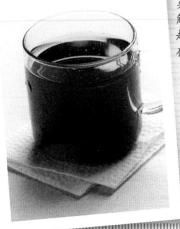

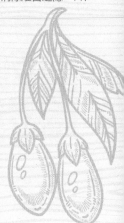

桑葚有助于缓解肾精亏虚引起的腰膝酸软、夜尿频多。

按摩护理

缓解遗精可以取**仰卧位**，以食指或中指按揉**会阴穴**，按揉时做吸气、提肛、收腹动作，一张一弛，每次做 20 分钟，每日睡前 1 次，15 次为 1 个周期。

海马汤

材料

海马 2 只，枸杞子 15 克，大枣 5 枚。

做法

枸杞子、大枣均洗净；海马泡发，洗净。所有材料加水煎煮 30 分钟即可。

功效

温阳益气、补肾滋阴，适用于肾气不固型。

桑葚茶

材料

桑葚 15 克。

做法

水煎代茶饮。每日 1 剂。

功效

补肝益肾，适用于肾气不固型。

鸭肉菇杞粥

材料

鸭肉 80 克，香菇 30 克，枸杞子 10 克，粳米 120 克。

做法

粳米淘净；香菇洗净，切片；枸杞子洗净；鸭肉洗净，切块，用料酒、生抽腌制。油锅烧热，放入鸭肉过油盛出；锅中加入清水，放入粳米大火煮沸，下入香菇、枸杞子，转中火熬煮至米粒开花。下入鸭肉，熬至肉熟粥稠，调入盐，撒上葱花即可。

功效

滋肝补肾、涩精止遗，适用于肾气不固型。

便捷中成药

其他常用药

湿热下注型	劳伤心脾型	肾气不固型
龙胆泻肝丸 八正散	补肾益脑片 补中益气丸	金锁固精丸 普乐安胶囊

天王补心丹
知柏地黄丸

前列腺炎

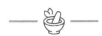

前列腺炎多因外感湿热火毒，过食肥甘醇酒滋生湿热而发病；或七情六欲化热生火而发病；或肺热循经内传，湿热火毒之邪下迫精、溺二窍而发病。临床常见尿频、尿痛，腰部酸痛。

湿热壅结型表现为小便频急而痛，尿道有白浊，阴囊潮湿，舌红、苔黄，脉滑。肝肾阴虚型多为小便短赤，腰膝酸软或酸痛，五心烦热，舌红、少苔，脉沉细。肾阳虚损型多为排尿淋漓，稍劳后尿道即有白色分泌物溢出，腰膝酸软或酸痛，畏寒怕冷，舌淡、苔薄白，脉沉细。

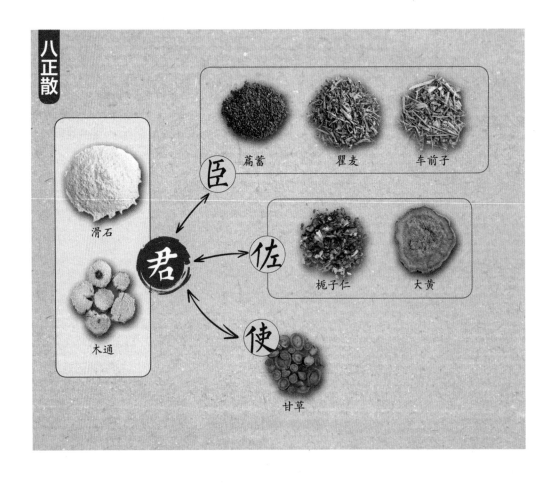

八正散

滑石

木通

君

臣
萹蓄　瞿麦　车前子

佐
栀子仁　大黄

使
甘草

经典中药方

湿热壅结型宜清热利湿、行气活血；肝肾阴虚型宜滋补肾阴、清泻相火；肾阳虚损型宜温肾助阳。

- **君：** 滑石，清热渗湿；木通，清火利热。
- **臣：** 萹蓄、瞿麦、车前子，清热、利水、通淋。
- **佐：** 栀子仁，清泻三焦；大黄，涤荡邪热。
- **使：** 甘草，调和诸药。

八正散加减

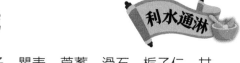
利水通淋

组方用法 车前子、瞿麦、萹蓄、滑石、栀子仁、甘草（炙）、木通、大黄（面裹，煨，去面，切，焙）各 480 克。作散，每次服 6 克，灯心草煎汤送服。适用于湿热壅结型。出自《太平惠民和剂局方》。

随证加减 血淋，加生地黄、小蓟、白茅根；石淋，加金钱草、海金沙、石韦；膏淋，加萆薢、石菖蒲。

- **君：** 熟地黄，大补真阴。
- **臣：** 山茱萸，补肾养肝；山药，滋肾补脾；黄柏，泻火除蒸；知母，清热润肺。
- **佐：** 泽泻，泻肾降浊；牡丹皮，清散肝火；茯苓，健脾渗湿。

知柏地黄汤加减

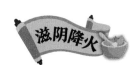
滋阴降火

组方用法 熟地黄 24 克，山茱萸、山药各 12 克，知母、黄柏、泽泻、茯苓、牡丹皮各 9 克。水煎服。适用于肝肾阴虚型。出自《医宗金鉴》。

随证加减 遗精甚，加龙骨、牡蛎；精浊阻窍，加怀牛膝、王不留行、丹参；尿道涩痛，加木通、车前子。

- **君：** 附子，温肾助阳。
- **臣：** 肉桂、山茱萸，温肾补火；泽泻、车前子，利水渗湿。
- **佐：** 茯苓、山药，益气健脾；熟地黄，滋肾填精；牡丹皮，寒凉清泄。
- **使：** 川牛膝，引药下行入肾。

济生肾气丸加减

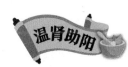
温肾助阳

组方用法 附子（炮）2 个，茯苓、泽泻、山茱萸、山药、车前子、牡丹皮各 30 克，肉桂、川牛膝、熟地黄各 15 克。作丸剂，每次服 9 克。适用于肾阳虚损型。出自《济生方》。

随证加减 水肿、腹水、腹胀喘满，加大腹皮、厚朴；肾不纳气，加五味子、沉香。

实用家庭方

前列腺炎患者饮食应以清淡、有营养、易消化为主，不过食肥甘辛辣食物，勿过量饮酒。性生活适度，减少挤压会阴。多饮水，不憋尿，预防感冒。

葡萄汁

材料

葡萄 250 克。

做法

葡萄去皮、去核，与适量凉开水同入榨汁机中榨汁即可。每日饮 1~2 次。

功效

滋阴养肾，有助于缓解小便涩痛。

玉米须蒲公英汤

材料

玉米须、蒲公英各 50 克。

做法

玉米须与蒲公英共入锅，加水浓煎，去渣取汁，撒入白糖即可。

功效

清热、利尿、通淋，可以缓解小便次数多、涩痛不畅等症状。

荸荠饮

材料

荸荠 150 克。

做法

荸荠洗净，切碎，与适量凉开水同入榨汁机榨汁即可。每日饮 2 次，连服 2 周。

功效

解热通淋，适用于湿热蕴结型。

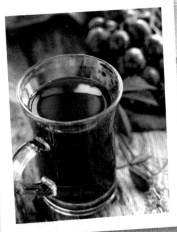

葡萄汁利尿消肿，小便不利者也可经常饮用。

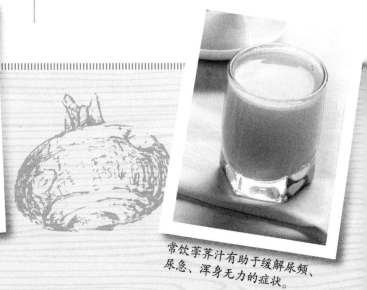

常饮荸荠汁有助于缓解尿频、尿急、浑身无力的症状。

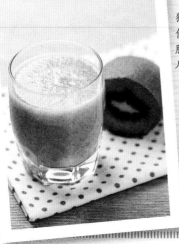

猕猴桃营养价值高，但脾胃虚寒者尽量少食。

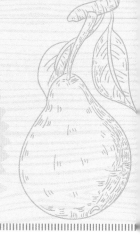

家庭防治

前列腺炎患者要积极治疗身体其他部位的慢性感染病灶，如慢性扁桃腺炎、牙齿感染等，**防止肺热循经内传。注意个人卫生**，避免不洁的性接触。

猕猴桃汁

材料

猕猴桃 50 克。

做法

猕猴桃去皮后切块，与适量凉开水同入榨汁机中榨汁即可。

功效

解热通淋，适用于湿热蕴结型。

灯心草雪梨汤

材料

灯心草 5 克，雪梨 1 个。

做法

雪梨洗净，去皮、去核，切块；灯心草洗净。锅内加适量水，放入灯心草，小火煎沸，约 20 分钟后，加入雪梨块、冰糖，再煮沸即成。

功效

清热滋阴、利水通淋，适用于肝肾阴虚型。

椰汁薏苡仁羹

材料

薏苡仁 80 克，椰汁 50 毫升，玉米粒、胡萝卜、豌豆各 15 克。

做法

薏苡仁、玉米粒、豌豆洗净；胡萝卜洗净，切丁。锅中加适量水，加入薏苡仁煮至米粒开花，加入玉米粒、胡萝卜丁、豌豆。煮至米粒软烂时，加入冰糖煮至溶化，待凉时，加入椰汁即可。

功效

健脾渗湿、清热排脓，适用于湿热壅结型。

便捷中成药

其他常用药

湿热壅结型	肝肾阴虚型	肾阳虚损型
金砂五淋丸 宁泌泰胶囊 尿清舒颗粒	六味地黄丸 左归丸	壮腰健肾丸

银花泌炎灵片
丹益片

前列腺增生

前列腺增生多是外感毒邪、饮食不节、思虑过度、憋尿过久、久病失养等因素导致气血运行淤滞、湿痰凝结、三焦气化失司，进而致膀胱气化不利而发病。临床常见小便不通或滴沥不爽。

脾虚气陷型多表现为小腹坠胀，排尿无力，面色黄白，食欲不振，或气坠肛脱，舌淡苔白，脉沉细弱。肾阳不足型多表现为肢寒怕冷，面色晄白，唇甲色淡，舌淡苔白，脉沉细弱。气滞血瘀型多表现为少腹急满胀痛，伴尿血、血块，舌质暗紫或有暗蓝斑点，脉涩或弦。

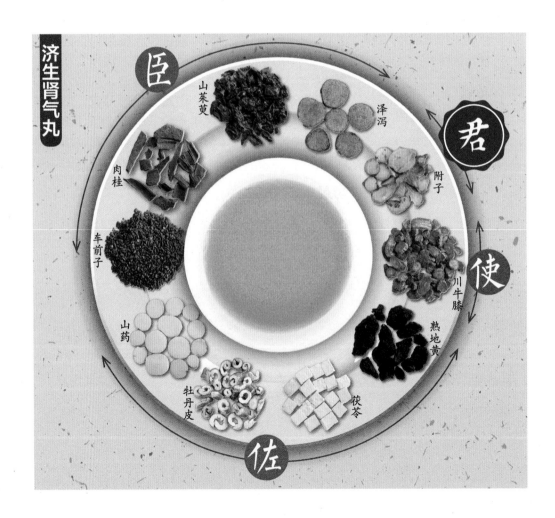

济生肾气丸

臣　山茱萸　泽泻

君　附子

使　川牛膝　熟地黄

肉桂　车前子　山药　牡丹皮　茯苓

佐

经典中药方

脾虚气陷型宜益气升清、通利降浊；肾阳不足型宜温阳化水、行气通窍；气滞血瘀型宜活血散瘀、通利膀胱。

- **君：** 黄芪，补中益气、固表止汗。
- **臣：** 人参、白术、甘草，益气健脾。
- **佐：** 当归，养血和营；陈皮，理气行滞。
- **使：** 柴胡、升麻，升阳举陷；甘草，调和诸药。

补中益气汤加减

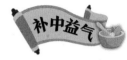

组方用法 黄芪（病甚、劳役甚者30克）、甘草（炙）各15克，人参（去芦）、白术各9克，当归（酒焙干或晒干）6克，陈皮、升麻、柴胡各6克或9克。水煎服。适用于脾虚气陷型。出自《内外伤辨惑论》。

随证加减 兼腹中痛，加白芍；头痛，加蔓荆子、川芎；咳嗽，加五味子、麦冬；兼气滞者，加木香、枳壳。

- **君：** 附子，温肾助阳。
- **臣：** 肉桂、山茱萸，温肾补火；泽泻、车前子，利水渗湿。
- **佐：** 茯苓、山药，益气健脾；熟地黄，滋肾填精；牡丹皮，寒凉清泄。
- **使：** 川牛膝，引药下行入肾。

济生肾气丸加减

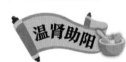

组方用法 附子（炮）2个，茯苓、泽泻、山茱萸、山药、车前子、牡丹皮各30克，肉桂、川牛膝、熟地黄各15克。作丸剂。适用于肾阳不足型。出自《济生方》。

随证加减 水肿、腹水、腹胀喘满，加大腹皮、厚朴；肾不纳气，加五味子、沉香。

- **君：** 蒲黄、五灵脂，活血祛瘀。
- **臣：** 川芎、赤芍、没药、延胡索，祛瘀止痛；当归，祛瘀生新。
- **佐：** 小茴香，理气散寒；干姜、肉桂，温经散寒。

少腹逐瘀汤加减

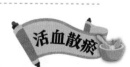

组方用法 小茴香7粒，干姜0.6克，延胡索、肉桂、没药、川芎各3克，赤芍（炒）、五灵脂各6克，蒲黄、当归各9克。水煎服。适用于气滞血瘀型。出自《医林改错》。

随证加减 气血虚弱，加党参、阿胶；口干、便秘、苔黄，减肉桂，干姜改为生姜，加黄芩（炒）。

实用家庭方

前列腺增生患者要少吃辛辣刺激的食物，比如辣椒、麻辣烫以及咖啡；定期检查，不憋尿，不喝酒，少骑自行车，适当进行体育活动。

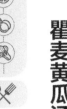

瞿麦黄瓜汤

材料

黄瓜1根，瞿麦10克。

做法

黄瓜洗净，切丝。先煎瞿麦，去渣取汁。加入适量水，重新煮开后加入黄瓜丝、盐即可，凉温食用。

功效

通利水道，有助于缓解前列腺增生。

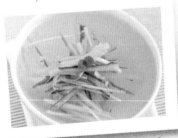

暑季炎热，也可饮瞿麦黄瓜汤，有降火清热之效。

野燕麦汤

材料

野燕麦60克。

做法

水煎服。每日1次。

功效

补虚损，有助于缓解前列腺增生引起的小便不利。

桂浆粥

材料

肉桂5克，车前草30克，粳米50克。

做法

先煎肉桂、车前草，去渣取汁，再加入粳米，煮至粥稠后加入适量红糖即可。

功效

温阳利水，适用于肾阳不足型。

家庭防治

前列腺增生患者如果有抽烟、喝酒的习惯，一定要**戒烟、戒酒**，否则会加重前列腺充血、肿大，引发排尿困难、尿频、尿急、尿痛等症状。

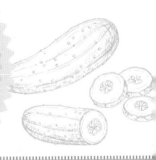

便捷中成药

脾虚气陷型	肾阳不足型	气滞血瘀型
归脾丸 补中益气丸	金匮肾气丸 济生肾气丸 前列舒丸	尿塞通片 前列欣胶囊 前列通瘀胶囊

其他常用药

四妙丸
金钱草冲剂

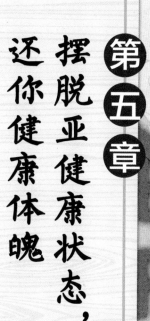

第五章

摆脱亚健康状态，还你健康体魄

随着生活节奏的不断加快，人们所面临的压力也越来越大，再加上熬夜、暴饮暴食、锻炼不足等不良生活习惯，会导致身体处于一种亚健康状态中，可能还会伴随失眠、头痛等症状，如果不注意调理，久而久之可能就会生病。因此时常关注身体状况，及时发现问题并学会如何调理是非常关键的。

头痛

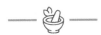

　　头痛的发生，一般与外感六淫、外伤久病或内伤有关。外感风、寒、湿、热等六淫之邪，上犯颠顶，阻遏清阳；或外伤久病，导致气滞血瘀或气血亏虚，脑脉失养；或内伤诸疾，导致脏腑功能失调，气血逆乱，痰瘀阻窍，皆可引发头痛。

　　风寒型多表现为痛感连及项背，时有拘急收紧感，口不渴，舌淡红、苔薄白，脉浮或浮紧。风湿型多表现为头痛如裹，肢体困重，胸闷纳呆，舌淡、苔白腻，脉濡。气虚型多表现为头痛隐隐，时发时止，遇劳则加重，纳食减少，倦怠乏力，气短自汗，舌质淡、苔薄白，脉细弱。

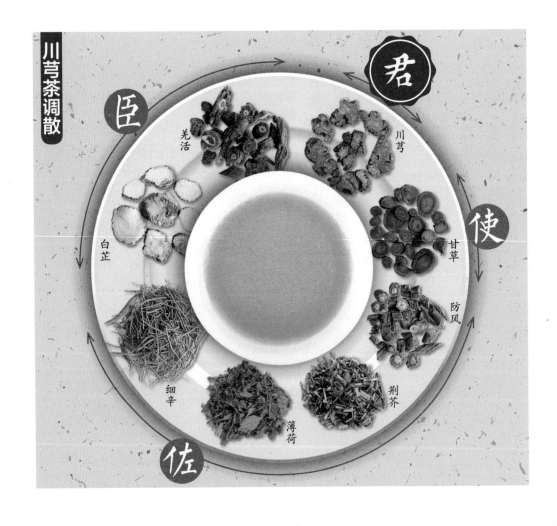

川芎茶调散

君　川芎

臣　羌活
　　白芷

佐　细辛
　　薄荷
　　荆芥

使　甘草
　　防风

经典中药方

风寒型宜疏风散寒；风湿型宜祛风胜湿；气虚型宜益气。

- **君**：川芎，祛风、活血、止痛。
- **臣**：羌活、白芷，疏散风邪、止头痛。
- **佐**：细辛，祛风止痛；荆芥、防风，疏散风邪、解表；薄荷，清利头目。
- **使**：甘草，调和诸药。

川芎茶调散加减

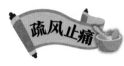
疏风止痛

组方用法 川芎、荆芥各 120 克，白芷、羌活、甘草各 60 克，细辛 30 克，防风 45 克，薄荷 240 克。水煎服，每次 6 克。适用于风寒型。出自《太平惠民和剂局方》。

随证加减 外感风热头痛，加菊花、僵蚕、蔓荆子；外感风湿头痛，加苍术、藁本；头风，宜重用川芎，并酌加桃仁、红花、全蝎、地龙。

- **君**：羌活、独活，祛风胜湿。
- **臣**：防风，祛风除湿；藁本，散风寒湿邪。
- **佐**：川芎，活血祛风；蔓荆子，祛风、止头痛。
- **使**：甘草，调和诸药。

羌活胜湿汤加减

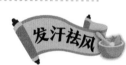
发汗祛风

组方用法 羌活、独活各 3 克，藁本、防风、甘草（炙）、川芎各 1.5 克，蔓荆子 0.9 克。水煎服。适用于风湿型。出自《内外伤辨惑论》。

随证加减 湿邪较重，肢体酸楚甚，加苍术、细辛；郁久化热，加黄芩、黄柏、知母。

- **君**：人参、黄芪，补气升阳。
- **臣**：升麻、葛根、蔓荆子，升提阳气、上行头目。
- **佐**：白芍，养血平肝；黄柏，清热泻火。
- **使**：甘草，调和诸药。

益气聪明汤加减

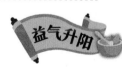
益气升阳

组方用法 黄芪、甘草、人参各 15 克，升麻、葛根各 9 克，蔓荆子 4.5 克，白芍、黄柏（炒黄）各 3 克。水煎服。适用于气虚型。出自《东垣试效方》。

随证加减 风热甚，加桑叶、菊花；湿重，加苍术、白术、茯苓；视物模糊，加石菖蒲；眩晕、耳鸣，加钩藤、天麻；头昏眼花，加枸杞子、何首乌。

实用家庭方

头痛者一定要注意避免精神紧张，尽量保持心情舒畅，生活也要有规律性，保证充足的睡眠，避免过度劳累。尽量吃清淡、易消化的软食，要保证糖类的摄入，避免低血糖诱发头痛。

芹菜粥

材料

芹菜 12 克，粳米 250 克。

做法

芹菜洗净，切碎；粳米淘洗干净。芹菜碎、粳米与适量水一同入锅煮粥。待米烂粥稠即可。

功效

清肝降火，缓解因为肝火旺引起的偏头痛。

石楠叶饮

材料

石楠叶 9 克。

做法

水煎服。

功效

祛风湿、通经络、补肾，适用于风湿型。

荠菜茶

材料

荠菜花适量。

做法

水煎服。

功效

清肝明目、凉血止血，有助于缓解高血压引起的头痛和头晕。

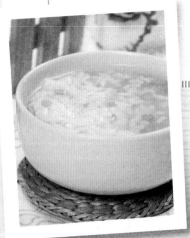

常吃芹菜粥有助于缓解高血压。

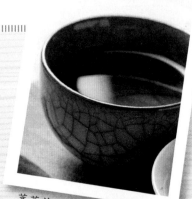

荠菜茶不宜过量饮用，建议控制每天饮用量。

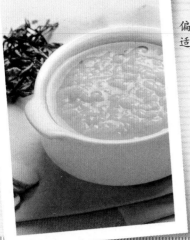

偏头痛伴呕吐者，尤其适合服用半夏山药粥。

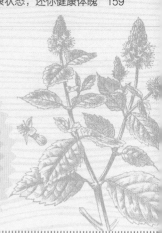

穴位调养

按压**攒竹穴**有助于缓解头痛。食指指尖同时向下按压两侧穴位1分钟。分开按压也可以，每侧按1分钟。

豉黄酒汤

材料

淡豆豉15克，葱30克，黄酒50毫升。

做法

将淡豆豉放入锅内加水1碗，煎煮15分钟；再把葱切段入锅继续煮5分钟；最后冲入黄酒，立即起锅，趁热服下，出微汗即停服。

功效

解表散寒，适用于风寒型。

半夏山药粥

材料

山药30克，粳米60克，半夏6克。

做法

山药去皮，洗净；半夏洗净；粳米淘洗干净。半夏入锅先煎煮，取汁去渣。半夏汁与粳米一同入锅，煮至米粒开花后加入山药，待煮熟时，酌加白糖和匀即成。

功效

燥湿化痰、降逆止呕，有助于缓解因痰浊上逆引起的偏头痛。

藿香芦根饮

材料

藿香10克，芦根25克。

做法

藿香、芦根煎水饮即可。

功效

化湿止痛，适用于风湿型。

便捷中成药

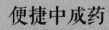

其他常用药

风寒型	风湿型	气虚型
都梁软胶囊 正柴胡饮颗粒	藿香正气丸 九味羌活丸	当归补血丸 人参养荣丸 八珍丸

血府逐瘀口服液
脑立清片
丹七片

失眠

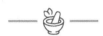

失眠的发生与饮食失节、情志失调、劳逸失度或久病体虚等相关。中医认为人之睡眠，由心神控制，而营卫阴阳的正常运作是保证心神调节睡眠的根本。

心肝火旺型多表现为不寐多梦，甚则彻夜不眠，急躁易怒，伴头晕脑涨，目赤耳鸣，舌红、苔黄，脉弦而数。痰火扰心型多表现为心烦不寐，胸闷脘痞，恶心，嗳气，伴口苦，头重，目眩，舌偏红、苔黄腻，脉滑数。心脾两虚型多表现为不易入睡，多梦易醒，心悸，健忘，神疲乏力，食少，伴头晕目眩，四肢倦怠，腹胀便溏，面色少华，舌淡、苔薄，脉细无力。

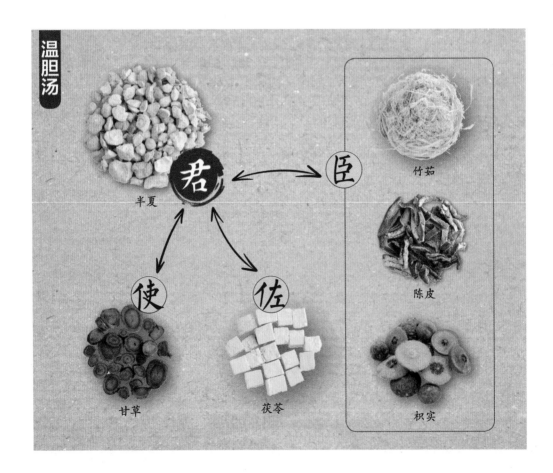

温胆汤

君　半夏

臣　竹茹

陈皮

佐　茯苓

使　甘草

积实

经典中药方

心肝火旺型宜疏肝泻火、镇心安神；痰火扰心型宜清化痰热、和中安神；心脾两虚型宜补益心脾、养血安神。

- **君**：龙胆草，泻肝胆实火。
- **臣**：黄芩、栀子，清热燥湿。
- **佐**：泽泻、木通、车前子，清利湿热；当归、生地黄，养血益阴。
- **使**：柴胡，疏达肝气；甘草，调和诸药。

龙胆泻肝汤加减

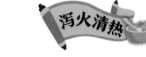
泻火清热

组方用法 龙胆草（酒炒）、木通、柴胡、生甘草各6克，黄芩（炒）、栀子（酒炒）、车前子、生地黄（酒炒）各9克，泽泻12克，当归3克。[①]水煎服，每日2次。适用于心肝火旺型。出自《医方集解》。

随证加减 胸闷胁胀，善叹息，加香附、郁金、佛手。

- **君**：半夏，燥湿化痰。
- **臣**：竹茹，清热化痰；陈皮，理气行滞；枳实，消痰除痞。
- **佐**：茯苓，健脾渗湿。
- **使**：甘草，调和诸药。

温胆汤加减

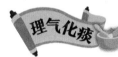
理气化痰

组方用法 半夏、竹茹、枳实各60克，陈皮90克，甘草（炙）30克，茯苓45克。另加生姜5片，大枣1枚，水煎服。适用于痰火扰心型。出自《三因极一病证方论》。

随证加减 呕吐、呃逆，酌加紫苏叶或紫苏梗、枇杷叶、旋覆花；眩晕，可加天麻、钩藤。

- **君**：黄芪，益气补脾；龙眼肉，养心安神。
- **臣**：人参、白术，补脾益气；当归，补血养心。
- **佐**：茯苓、酸枣仁、远志，宁心安神；木香，理气醒脾。
- **使**：甘草，补气调中。

归脾汤加减

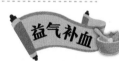
益气补血

组方用法 白术、当归、茯苓、黄芪（炒）、龙眼肉、远志、酸枣仁（炒）、人参各3克，木香1.5克，甘草（炙）0.9克。另加生姜、大枣，水煎，每次服12克。适用于心脾两虚型。出自《正体类要》。

随证加减 不寐较重，加五味子、夜交藤、合欢皮、柏子仁，或加龙骨、牡蛎、琥珀。

①原书未著用量，按现代用法酌取。

实用家庭方

失眠者应该重视精神调摄，积极进行心理情志调整，克服不良情绪的影响，做到喜怒有节，保持精神舒畅。要建立有规律的作息制度，养成良好的睡眠习惯。晚餐要清淡，饥饱适宜，睡前忌浓茶、咖啡及吸烟。

花生叶

材料

花生叶90克。

做法

水煎服。

功效

镇静助眠，有助于缓解神经衰弱引起的失眠。

酸枣仁

材料

酸枣仁15克。

做法

酸枣仁下锅烘炒，一次性服尽。每日1次。

功效

养心补肝、宁心安神，适用于心肝火旺型。

薄荷水

材料

薄荷15克。

做法

水煎服，每日1次。

功效

疏散风热，有助于改善失眠。

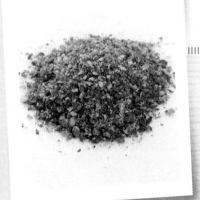

酸枣仁也可缓解焦虑、紧张。

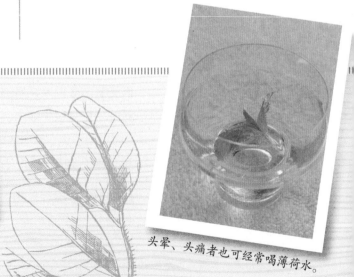

头晕、头痛者也可经常喝薄荷水。

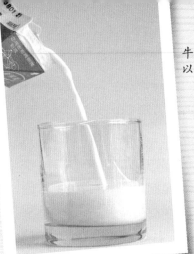

牛奶富含蛋白质，可以增强人体免疫力。

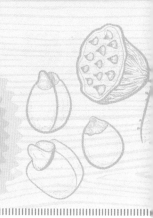

按摩护理

失眠者可经常按揉**太阳穴**、**眉心**、**颧骨**和**头顶**等部位，顺时针或逆时针按摩2~3分钟，有助于舒缓头部肌肉和神经系统，促进大脑放松，改善睡眠质量。

莲子心

材料

莲子心30颗。

做法

水煎服，煎时加适量盐。每晚临睡时服用即可。

功效

清热固精、安神强心，适用于心肝火旺型或痰火扰心型。

牛奶

材料

牛奶1杯。

做法

每晚睡前将牛奶加热后饮用。

功效

安神定志，有助于缓解失眠。

夜交藤粥

材料

夜交藤60克，粳米50克，大枣2枚。

做法

夜交藤用温水浸泡片刻，加适量清水，煎取药汁。粳米、白糖、大枣，再加药汁入锅煮至粥稠即可。每晚睡前服用。

功效

养血安神、祛风通络，适用于心脾两虚型。

便捷中成药

心肝火旺型

丹栀逍遥散
龙胆泻肝丸
当归龙荟丸

痰火扰心型

牛黄清心丸
礞石滚痰丸
心速宁胶囊

心脾两虚型

八珍丸
归脾丸
参苓白术丸

其他常用药

天王补心丹
安神补脑液
乌灵胶囊

眩晕

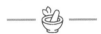

　　眩晕是临床常见的一种症状，除耳鼻咽喉科疾病外，还涉及神经内科及骨科的疾病，病因复杂。中医认为本病多是肝气不畅，气郁化火，肝阴耗伤，风阳易动，上扰头目所致。

　　肝阳上亢型多表现为眩晕，耳鸣，头目胀痛，口苦，失眠多梦，遇烦劳郁怒而加重，甚则仆倒，四肢麻颤，舌红、苔黄，脉弦或数。痰湿中阻型多表现为眩晕，头重、昏蒙，或伴视物旋转，胸闷恶心，舌苔白腻，脉濡滑。瘀血阻窍型多表现为眩晕，头痛，兼见健忘，失眠，心悸，面唇紫暗，舌暗有瘀斑，脉涩或细涩。

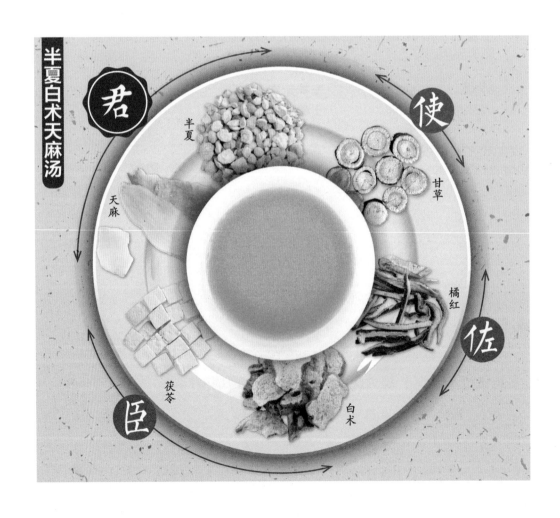

半夏白术天麻汤

君　天麻

使　甘草

佐　橘红

臣　茯苓　白术

半夏

经典中药方

肝阳上亢型宜平肝潜阳、清火息风；痰湿中阻型宜化痰祛湿、健脾和胃；瘀血阻窍型宜去瘀生新、活血通窍。

- **君：** 天麻，平肝息风、止眩；钩藤，清肝息风、定眩。
- **臣：** 石决明，清热明目；川牛膝，活血利水。
- **佐：** 益母草，活血利水；栀子、黄芩，清肝降火；杜仲、桑寄生，补益肝肾；夜交藤、朱茯神，宁心安神。

天麻钩藤饮加减

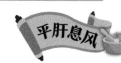 平肝息风

组方用法 天麻、杜仲、益母草、桑寄生、夜交藤、朱茯神、栀子、黄芩各9克，钩藤、川牛膝各12克，石决明18克。水煎服。适用于肝阳上亢型。出自《中医内科杂病证治新义》。

随证加减 口苦、面赤、心烦易怒，加龙胆草、夏枯草。

- **君：** 半夏，燥湿化痰；天麻，平肝息风。
- **臣：** 白术、茯苓，健脾祛湿。
- **佐：** 橘红，理气化痰。
- **使：** 甘草，调和诸药。

半夏白术天麻汤加减

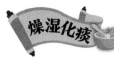 燥湿化痰

组方用法 半夏4.5克，天麻、茯苓、橘红各3克，白术9克，甘草1.5克。另加生姜1片，大枣2枚，水煎服。适用于痰湿中阻型。出自《医学心悟》。

随证加减 眩晕较甚，加僵蚕、胆南星；头痛甚，加蔓荆子、白蒺藜；呕吐甚，加赭石、旋覆花；兼气虚，加党参、生黄芪；湿痰偏盛，舌苔白滑，加泽泻、桂枝。

- **君：** 麝香，开窍醒神。
- **臣：** 桃仁、红花，活血祛瘀；赤芍、川芎，行气活血。
- **佐：** 生姜、大枣，调和营卫。
- **使：** 葱白，通阳入络。

通窍活血汤加减

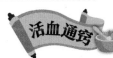 活血通窍

组方用法 赤芍、川芎各3克，桃仁（研泥）、红花、生姜各9克，葱白3根，大枣7枚，麝香（绢包）0.15克，黄酒250毫升煎服。适用于瘀血阻窍型。出自《医林改错》。

随证加减 久痛不已，兼见神疲乏力、少气懒言、脉细弱无力，加黄芪、党参、当归；畏寒明显，酌加桂枝、细辛、附子等。

实用家庭方

容易眩晕的人，在生活中要注意调养情志，避免不良情绪刺激，劳逸结合，避免体力和脑力的过度劳累。饮食有节，防止暴饮暴食，少食肥甘厚味及过咸伤肾之品，尽量戒烟、戒酒。发病后要及时治疗，注意休息。

菊槐茶

材料

绿茶、菊花、槐花各 3 克。

做法

绿茶、菊花和槐花放入杯中，沸水冲泡。频频饮用，每日数次。

功效

平肝祛风、清热下火，适用于肝阳上亢型。

山楂乌梅茶

材料

山楂、乌梅各 15 克。

做法

山楂、乌梅洗净，水煎，加白糖服用。

功效

散风清热、清肝明目，适用于肝阳上亢型。

花生粥

材料

花生米 45 克，粳米 60 克。

做法

花生米连衣捣碎；粳米淘洗干净。花生米、粳米与冰糖一起入锅，加适量水，煮成粥即可。每日早晨空腹温热食之。

功效

健脾养胃、滋养调气，有助于缓解眩晕。

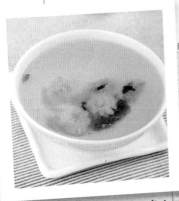

菊槐茶还有助于缓解早期高血压引起的头痛、目赤肿痛。

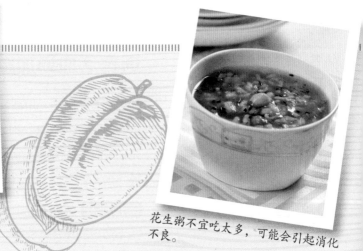

花生粥不宜吃太多，可能会引起消化不良。

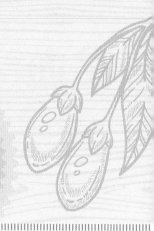

秋季天气干燥，可常食甲鱼炖乌鸡。

家庭防治

眩晕发作期应尽快**卧床休息**，并保持室内安静、空气流通、**避免刺激**。若需变动位置等，应动作轻柔。

甲鱼炖乌鸡

材料

甲鱼、乌鸡各1只。

做法

甲鱼和乌鸡分别处理干净，切成块，放于砂锅中，加入水和调料，烩熟至肉软烂，加盐调味即可。

功效

滋阴凉血，适用于瘀血阻窍型。

枸杞牛肝汤

材料

牛肝100克，枸杞子30克。

做法

枸杞子洗净；牛肝洗净，汆烫。牛肝与枸杞子加水共煮，至牛肝熟烂，加少许盐调味即可。

功效

补肝益肾、养血明目，适用于瘀血阻窍型。

天麻炖猪脑

材料

天麻10克，猪脑1个。

做法

天麻和猪脑分别洗净，同放炖盅内，加水适量，隔水炖熟服食。

功效

平肝息风、镇静止痛，适用于肝阳上亢型。

便捷中成药

其他常用药

肝阳上亢型	痰湿中阻型	瘀血阻窍型
天麻素片 天麻钩藤颗粒	半夏天麻丸 天麻眩晕宁颗粒 眩晕宁片	脑得生丸 心脑康片

脑立清胶囊
金锁固精丸

贫血

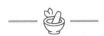

　　贫血的发生主要与生成不足和消耗过多有关。生成不足，中医主要责之于脾，脾胃亏虚则气血化生不足；消耗过多是指各种原因引起的内、外出血，或者妊娠、儿童发育过快造成的需求超过生成。

　　肝脾血虚型见食欲不振、消化不良，或恶心呕吐、腹胀、腹泻等脾虚症状；也见于女子月经明显减少等肝血不足的症状。心脾两虚型可兼见脾虚和心血不足所致的各种症状，如女子月经不调、脉促或结代。精亏血虚型见腰脊软乏，性欲减退，多尿等。

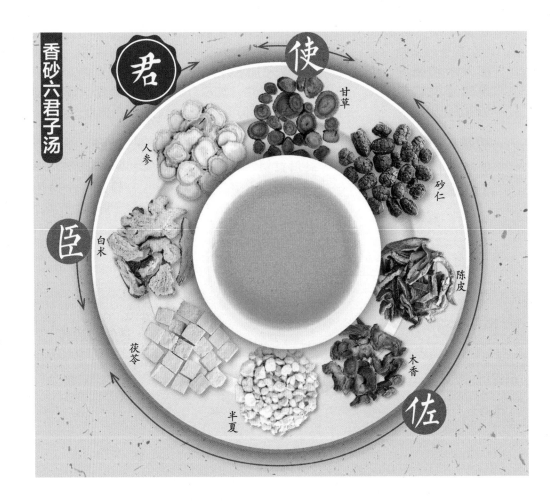

香砂六君子汤

君　使　臣　佐

人参　甘草　砂仁　白术　陈皮　茯苓　半夏　木香

经典中药方

肝脾血虚型宜补脾气、养肝血；心脾两虚型宜调补心脾；精亏血虚型宜补肾填精。

- **君：** 人参，益气健脾。
- **臣：** 白术，健脾燥湿。
- **佐：** 茯苓，渗湿健脾；陈皮、木香，理气止痛；半夏，化痰湿；砂仁，健脾和胃。
- **使：** 甘草，调和诸药。

香砂六君子汤加减

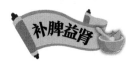
补脾益肾

组方用法 人参、半夏各 3 克，白术、茯苓各 6 克，甘草（炙）、木香各 2.1 克，陈皮、砂仁各 2.4 克。另加生姜 6 克，水煎服。适用于肝脾血虚型。出自《古今名医方论》。

随证加减 脘腹痛甚，加吴茱萸、高良姜；泛酸，加瓦楞子（煅）、海螵蛸。

- **君：** 黄芪，益气补脾；龙眼肉，养心安神。
- **臣：** 人参、白术，补脾益气；当归，补血养心。
- **佐：** 茯苓、酸枣仁、远志，宁心安神；木香，理气醒脾。
- **使：** 甘草，补气调中。

归脾汤加减

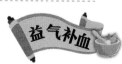
益气补血

组方用法 白术、当归、茯苓、黄芪（炒）、龙眼肉、远志、酸枣仁（炒）、人参各 3 克，木香 1.5 克，甘草（炙）0.9 克。另加生姜、大枣，水煎，每次服 12 克。适用于心脾两虚型。出自《正体类要》。

随证加减 崩漏下血偏寒，加艾叶炭、姜炭；崩漏下血偏热，加生地炭、阿胶珠、棕榈炭。

- **君：** 熟地黄，滋肾填精。
- **臣：** 山茱萸，养肝滋肾；枸杞子，补肾益精；山药，补脾益阴。
- **佐：** 菟丝子，补肾阳；龟甲胶，填补精髓；鹿角胶，温肾壮阳。
- **使：** 川牛膝，补肝肾。

左归丸加减

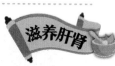
滋养肝肾

组方用法 熟地黄 240 克，山药（炒）、枸杞子、山茱萸、菟丝子（制）、鹿角胶（敲碎，炒珠）、龟甲胶（切碎，炒珠）（无火者不必用）各 120 克，川牛膝（酒洗，蒸熟）（精滑者不用）90 克。炼蜜为丸，和淡盐汤服下。适用于精亏血虚型。出自《景岳全书》。

随证加减 真阴失守，虚火上炎，减枸杞子、龟甲胶，加女贞子、麦冬。

实用家庭方

贫血者饮食要合理，食物必须多样化，不应偏食，否则会因某种营养素的缺乏而引起贫血。饮食应有规律、有节制，不要暴饮暴食。多食含铁丰富的食物，如猪肝、猪血、瘦肉、豆类、绿叶蔬菜等。

木耳大枣汤

材料

水发木耳 20~30 克，大枣 10 枚。

做法

木耳、大枣洗净，入锅，加适量水煮沸即可。每日 1 次。

功效

益气养血，适用于心脾两虚型。

桂圆冰糖水

材料

桂圆肉 10 克，冰糖适量。

做法

桂圆肉、冰糖与适量水入锅，煮至水沸即可。每日 1 次。

功效

补益心脾、养血安神，适用于心脾两虚型。

野菊花瘦肉汤

材料

野菊花根茎、猪瘦肉各 30 克。

做法

野菊花根茎洗净；猪瘦肉洗净，汆烫。野菊花根茎与猪瘦肉同煮，加盐调味，食肉及汤。每日 1 次。

功效

清热解毒、滋阴养血，适用于精亏血虚型。

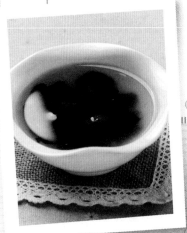

木耳大枣汤适合血虚及脾虚的人饮用，女性月经过多者更加适合。

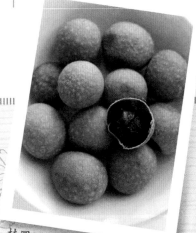

桂圆还有助于缓解心脾两虚引起的失眠多梦。

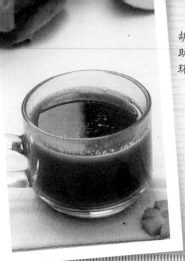

胡萝卜西芹汁有
助于促进血液循
环，降低血压。

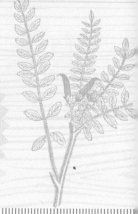

家庭护理

贫血患者应**避免剧烈运动**，避免劳累，多休息。天气好的话可以适当散步，促进血液循环。另外要注意的是，中度贫血的患者**不宜喝茶**，否则可能会加重贫血症状。

胡萝卜西芹汁

材料

胡萝卜1根，西芹4根，苹果1个，蜂蜜10毫升。

做法

胡萝卜、西芹洗净，切小段；苹果去皮、去核，切粒。所有食材倒入榨汁机中，榨取汁液后去渣。将蔬果汁倒入杯中，加入蜂蜜调匀，即可直接饮用。

功效

益气补血，适用于肝脾血虚型。

首乌大枣粥

材料

制何首乌60克，粳米100克，大枣3枚。

做法

制何首乌、大枣洗净；粳米淘洗干净。制何首乌煎取浓汁去渣，加入大枣和粳米煮粥，可放入适量红糖，再煮沸即可。温服。煮粥时尽量用搪瓷锅。

功效

补肝益肾、养血补虚，适用于精亏血虚型。

黄芪当归母鸡汤

材料

当归20克，黄芪10克，鸡1只。

做法

鸡处理干净，备用；黄芪、当归分别洗净后放入纱布袋。将纱布袋装入鸡腹中，鸡、葱、姜、盐与适量水共入锅，煮至肉烂，食用时取出纱布袋即可。

功效

益气、健脾、摄血，适用于肝脾血虚型。

便捷中成药

肝脾血虚型	心脾两虚型	精亏血虚型
逍遥丸 归脾丸	归脾丸 天王补心丹	当归补血口服液

其他常用药

益血生胶囊
生血宁片

腹泻

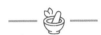

腹泻的病因主要为感受外邪，饮食所伤，情志不调，禀赋不足及年老体弱、大病或久病之后脏腑虚弱；或是脾虚湿盛，脾失健运，水湿不化，肠道清浊不分，传化失司。此外，腹泻与肝肾功能失常也有关系。

寒湿内盛型多表现为泄泻清稀，甚则如水样，舌苔白或白腻，脉濡缓。湿热中阻型多表现为泄泻腹痛，泻下急迫，烦热口渴，小便短黄，舌质红、苔黄腻，脉滑数或濡数。食滞肠胃型多表现为腹痛肠鸣，泻下粪便臭如败卵，泻后痛减，舌苔垢浊或厚腻，脉滑。

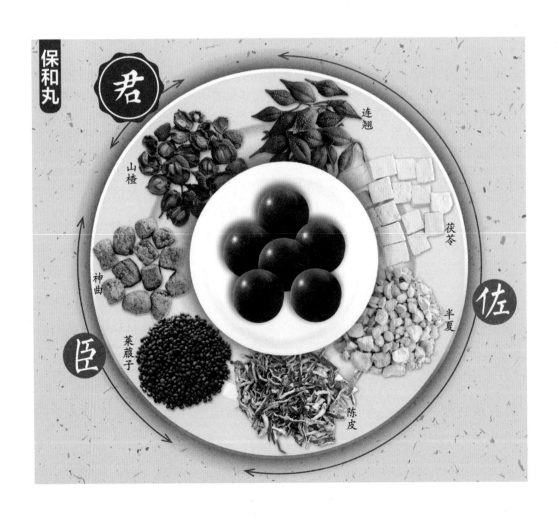

保和丸

君　连翘　山楂

臣　神曲　莱菔子

佐　茯苓　半夏　陈皮

经典中药方

寒湿内盛型宜芳香化湿、解表散寒；湿热中阻型宜清热燥湿、分消止泻；食滞肠胃型宜消食导滞、和中止泻。

- **君：**藿香，辟秽止呕。
- **臣：**紫苏、白芷、桔梗，散寒利膈。
- **佐：**厚朴、大腹皮，利气行水、消满；陈皮、半夏，燥湿运脾；茯苓、白术，健脾祛湿。
- **使：**甘草，调和诸药。

藿香正气散加减

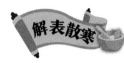
解表散寒

组方用法 大腹皮、白芷、紫苏、茯苓各30克，半夏、白术、陈皮、厚朴（姜汁炙）、桔梗各60克，藿香90克，甘草（炙）75克。水煎服。适用于寒湿内盛型。出自《太平惠民和剂局方》。

随证加减 表邪偏重，寒热无汗，加香薷；兼气滞、脘腹胀痛，加木香、延胡索。

- **君：**葛根，通津散邪。
- **臣：**黄连，清热泻火。
- **佐：**黄芩，降火。
- **使：**甘草，调和诸药。

葛根黄芩黄连汤加减

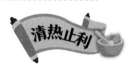
清热止利

组方用法 葛根24克，甘草（炙）6克，黄芩、黄连各9克。水煎服。适用于湿热中阻型。出自《伤寒论》。

随证加减 偏湿重，加薏苡仁、厚朴；夹食滞，加神曲、山楂、麦芽；发热、头痛、脉浮，加金银花、连翘、薄荷。

- **君：**山楂，善消肉食油腻之积。
- **臣：**神曲，消食和胃；莱菔子，宽畅胸膈。
- **佐：**半夏，燥湿祛痰；陈皮，燥湿化痰；茯苓，健脾和中；连翘，散结清热。

保和丸加减

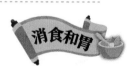
消食和胃

组方用法 神曲60克，山楂180克，茯苓、半夏各90克，陈皮、连翘、莱菔子各30克。水泛为丸，每次服6~9克。适用于食滞肠胃型。出自《丹溪心法》。

随证加减 腹胀重，加枳实、厚朴；积热明显，加黄芩、黄连；大便秘结，加大黄、槟榔；兼脾虚，可加白术。

实用家庭方

腹泻应该以预防为主，平时注意饮食卫生，食品应新鲜、清洁，不吃变质食品，忌暴饮暴食。严重腹泻伴有呕吐时可禁食，但要注意补充水分和电解质。腹泻期间无呕吐者需补充蛋白质、碳水化合物与维生素。

车前草粥

材料

车前草 20 克，粳米 50 克。

做法

车前草洗净；粳米淘洗干净。粳米与车前草共煮粥。每日 2 次。

功效

清热解毒，有助于缓解暑湿引起的腹泻。

烤苹果

材料

苹果适量。

做法

苹果洗净，切片，烤熟，蘸红糖食用即可。每日 2 次，每次可服 1~2 个。

功效

健脾益胃、生津润燥，适用于寒湿内盛型。

沙枣泥

材料

沙枣 30 克。

做法

沙枣洗净，捣烂成泥，一次性食尽。

功效

收敛止泻、滋补肠胃，适用于食滞肠胃型。

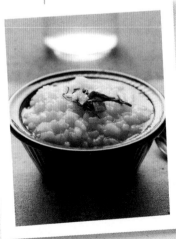

若是脾虚湿盛引起的腹泻不宜食用车前草粥。

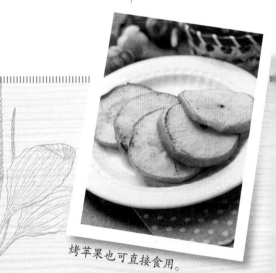

烤苹果也可直接食用。

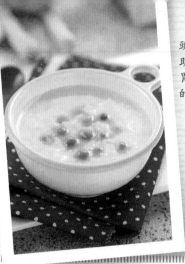

豌豆粥还有助于缓解脾胃虚弱引起的呕吐。

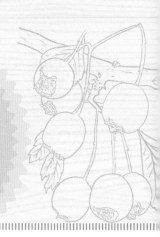

家庭护理

腹泻期要**避免脱水和电解质紊乱**，可在家自制补液盐服用。准备白开水 500 毫升，细盐 1.75 克，白糖 10 克，按每公斤体重 20~40 毫升服用，4 小时内服完。

豌豆粥

材料

豌豆 70 克，粳米 100 克。

做法

豌豆洗净；粳米淘洗干净。豌豆、粳米与适量水同入锅，煮至粥稠即可。

功效

健脾养胃，有助于缓解脾胃虚弱所致的脘腹胀痛、泄泻等症状。

茶苓粥

材料

茶叶、茯苓各 10 克，粳米 50 克。

做法

茶叶与适量水入锅，煎取浓汁；茯苓研粉；粳米淘洗干净。茶叶、茯苓粉、粳米与适量水共煮成粥。每日 1 次。

功效

消食导滞，适用于食滞肠胃型。

蜜饯山楂

材料

生山楂 50 克，蜂蜜适量。

做法

生山楂洗净，去果柄、果核，放在铝锅内，加适量水，煎煮至七成熟、水将耗干时加入蜂蜜，再以小火煮熟透收汁即可。待冷，装入瓶罐中贮存备用。

功效

开胃消食，适用于食滞肠胃型。

便捷中成药

寒湿内盛型

藿香正气散
六合定中丸

湿热中阻型

加味香连丸
葛根岑连片
胃肠宁颗粒

食滞肠胃型

复方鸡内金片
木风蓼肠胃康口服液
胃立康片

其他常用药

参苓白术丸
附子理中丸

便秘

便秘是临床常见的一种症状，指大便次数减少或粪便干燥难解。一般 2 天以上未排便，即提示有便秘存在。中医认为便秘主要是外感寒热之邪、内伤饮食情志、病后体虚或阴阳气血不足等原因所致。

热秘型多表现为肠道干涩失润，粪质干燥，难于排出。阴虚秘型多表现为大便干结，形体消瘦，头晕耳鸣，两颧红赤，潮热盗汗，腰膝酸软，舌红、少苔，脉细数。阳虚秘型多表现为大便干或不干，但排出困难，小便清长，腹中冷痛，腰膝酸冷，舌淡、苔白，脉沉迟。

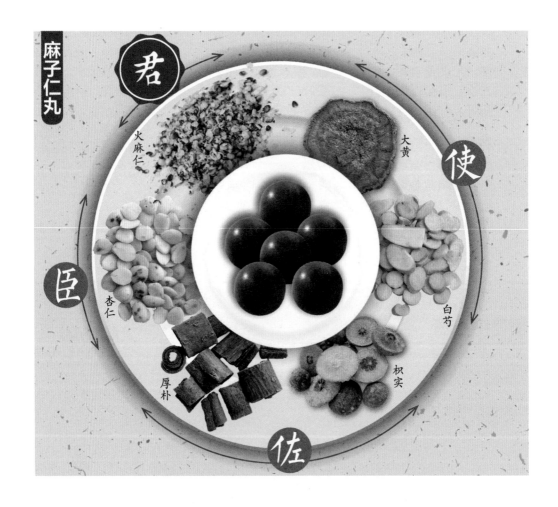

麻子仁丸

君　火麻仁
使　大黄
臣　杏仁
白芍
厚朴
积实
佐

经典中药方

热秘型宜泻热导滞、润肠通便；阴虚秘型宜滋阴增液、润肠通便；阳虚秘型宜补肾温阳、润肠通便。

- **君：** 火麻仁，润五脏六腑之阴。
- **臣：** 杏仁，化痰润燥。
- **佐：** 枳实、厚朴，调中散气。
- **使：** 白芍、大黄，通导润下。

麻子仁丸加减

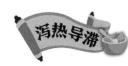
泻热导滞

组方用法 火麻仁、大黄各 48 克，白芍、枳实、杏仁各 24 克，厚朴 30 克。和蜜为丸，每次 9 克。适用于热秘型。出自《伤寒论》。

随证加减 津液已伤，可加生地黄、玄参、麦冬；肺热气逆、便秘伴咳喘，可加瓜蒌仁、紫苏子、黄芩；兼郁怒伤肝、易怒目赤，加服更衣丸；燥热不甚，或药后大便不爽，可用青麟丸。

- **君：** 玄参，滋阴润燥。
- **臣：** 生地黄，清热养阴；麦冬，滋养肺胃阴津以润肠燥。

增液汤加减

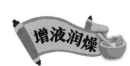
增液润燥

组方用法 玄参 30 克，麦冬、生地黄各 24 克。水煎服。适用于阴虚秘型。出自《温病条辨》。

随证加减 便秘干结如羊屎状，加火麻仁、柏子仁、瓜蒌仁；口干面红、心烦盗汗，可加白芍、玉竹。

- **君：** 肉苁蓉，温肾益精。
- **臣：** 当归，润肠通便；牛膝，补肾强腰。
- **佐：** 泽泻，渗利小便而泄肾浊；枳壳，下气宽肠而助通便。
- **使：** 升麻，以升清阳。

济川煎加减

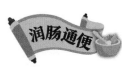
润肠通便

组方用法 当归 9~15 克，牛膝 6 克，肉苁蓉 6~9 克，泽泻 4.5 克，升麻 1.5~3 克，枳壳（虚甚者不必用）3 克。水煎服。适用于阳虚秘型。出自《景岳全书》。

随证加减 寒凝气滞、腹痛较甚，加肉桂、木香；胃气不和、恶心呕吐，加半夏、砂仁。

实用家庭方

便秘以预防为主，平时应多进食蔬菜，尤其是粗纤维类蔬菜；适量多饮水；适当进食有通便作用的水果，如香蕉、梨、桃、猕猴桃、火龙果等；多参加体育运动；养成定时排便的习惯。

核桃仁

材料

生核桃仁 30 克。

做法

每日 2 次嚼服。

功效

润肠通便，适用于老年性便秘及妇女产后肠燥便秘。

海蜇荸荠汤

材料

海蜇 100 克，荸荠 150 克。

做法

海蜇用温水泡发，切碎；荸荠洗净，去皮，切片。荸荠与海蜇共煮汤，熟后加入香菜、盐即可。

功效

清热解毒、润肠通便，适用于热秘型。

五仁粥

材料

黑芝麻、松子仁、核桃仁、桃仁、杏仁各 10 克，粳米 50 克。

做法

粳米淘洗干净，与适量水共煮粥，粥快熟时放入黑芝麻、松子仁、核桃仁、桃仁、杏仁。食用时，加白糖适量，每日早晚服用。

功效

滋养肝肾、润燥滑肠，适用于中老年气血亏虚引起的习惯性便秘。

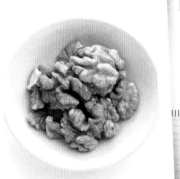

核桃仁温补肺肾，肾虚者可常食。

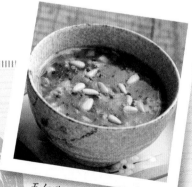

五仁粥不宜一次过量服用，否则可能会引起腹泻。

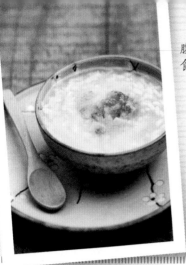

腹泻的人不宜
食用无花果粥。

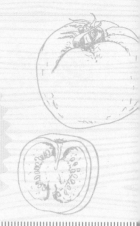

家庭护理

《伤寒论》中所记载的**蜜煎导方**有润燥滑肠、导便通下之效，且用后没有依赖性，适用于**缓解便秘**。

无花果粥

材料

无花果 30 克，粳米 50 克。

做法

粳米淘洗干净，无花果洗净。粳米与适量水入锅煮粥，至粥沸后放入无花果，食用时可加适量蜂蜜。

功效

润滑肠道，适用于热秘型。

沙姜菠菜

材料

菠菜 300 克，沙姜 20 克。

做法

菠菜洗净，只取茎；蒜、沙姜去皮，剁蓉。锅中加水，沸后下菠菜茎焯一下，挤干水分。锅中入油烧热，下沙姜和蒜蓉爆香，浇在菠菜茎上，调味即可。

功效

润肠通便、养血滋阴，适用于阴虚秘型。

菠菜西红柿汤

材料

菠菜、西红柿各 150 克。

做法

西红柿洗净，在表面轻划数刀，入沸水中烫至外皮翻开，捞起撕去外皮后切丁；菠菜去根，洗净。锅中加水煮沸，加入西红柿丁，煮沸后，再放入菠菜续煮 10 分钟即可。

功效

润肠通便、清热，适用于阴虚秘型。

便捷中成药

热秘型	阴虚秘型	阳虚秘型
三黄片 黄连上清片	麻仁润肠丸 麻仁滋脾丸	苁蓉通便口服液 通便胶囊

其他常用药

四磨汤口服液
木香槟榔丸

咳嗽

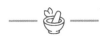

咳嗽是常见的呼吸道症状，也是身体的一种重要的防御机制。在中医看来，咳嗽是外感或内伤等因素，导致肺失宣肃、肺气上逆而发病。临床常见咳逆有声或伴咽痒咯痰。

风寒袭肺型多表现为发病急，咳嗽声重，气急，咽痒，咳痰稀薄色白，常伴鼻塞、流清涕，头痛，肢体酸楚，舌苔薄白，脉浮或浮紧。痰热壅肺型多表现为咳嗽气息粗促，痰多质黏厚，面赤身热，口干而黏，舌质红、舌苔薄黄腻，脉滑数。痰湿蕴肺型多表现为咳声重浊，痰多稠厚、色白或灰色，胸闷脘痞，舌苔白腻，脉濡滑。

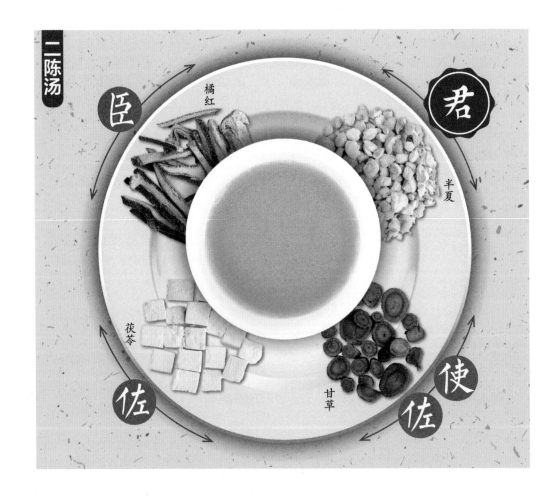

二陈汤

臣 橘红

君 半夏

佐 茯苓

使

佐 甘草

经典中药方

风寒袭肺型宜疏风散寒、宣肺止咳；痰热壅肺型宜清热肃肺、豁痰止咳；痰湿蕴肺型宜燥湿化痰。

- **君**：紫苏，利气宽中。
- **臣**：葛根，升阳止泻；人参，益气补脾。
- **佐**：前胡、半夏、桔梗，止咳化痰；枳壳、陈皮、木香，醒脾畅中；茯苓，健脾渗湿；甘草，补气和中。
- **使**：甘草，兼和诸药。

参苏饮加减

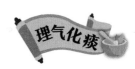
理气化痰

组方用法 人参、紫苏、葛根、半夏、前胡、茯苓各 0.9 克，枳壳、桔梗、木香、陈皮、甘草各 15 克。另加生姜 7 片，大枣 1 枚，水煎温服。适用于风寒袭肺型。出自《太平惠民和剂局方》。

随证加减 恶寒发热、无汗等表证重，宜用荆芥、防风、葛根；头痛严重，加川芎、白芷、藁本。

- **君**：苇茎，清肺解毒。
- **臣**：冬瓜子，清热化痰；薏苡仁，甘淡微寒。
- **佐**：桃仁，活血逐瘀、润燥滑肠。

苇茎汤

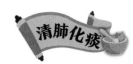
清肺化痰

组方用法 苇茎（现用芦根代替）60 克，薏苡仁 30 克，冬瓜子 24 克，桃仁 30 枚。水煎服。适用于痰热壅肺型。出自《备急千金要方》。

- **君**：半夏，降逆止呕。
- **臣**：橘红，理气化痰。
- **佐**：茯苓，健脾渗湿；甘草，健脾和中。
- **使**：甘草，调和诸药。

二陈汤加减

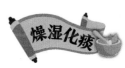
燥湿化痰

组方用法 半夏、橘红各 150 克，茯苓 90 克，甘草（炙）45 克。另加生姜 7 片，乌梅 1 枚，水煎温服。适用于痰湿蕴肺型。出自《太平惠民和剂局方》。

随证加减 寒痰，加干姜、细辛；风痰眩晕，加天麻、僵蚕。

实用家庭方

平时应积极防治各种呼吸道感染，尤其是感冒。寒冷季节或气候骤变时要注意防寒保暖，根据气候变化增减衣服，避免受凉或过热，以减少疾病的急性发作。养成良好的生活习惯，加强个人卫生，避免接触各种诱发因素。

生姜粥

材料

生姜 10 克，粳米 30 克。

做法

生姜洗净，切碎；粳米淘洗干净。生姜同粳米煮粥。每日 1~2 次，连续 3~5 日。

功效

和中止呕、发汗解表，适用于风寒袭肺型。

花椒冰糖梨

材料

梨 1 个，花椒 20 粒，冰糖 5 克。

做法

梨洗净，切开去核后，放入花椒、冰糖，再把梨对拼好放入碗中，上锅蒸 30 分钟左右即可。梨分 2 次吃完。

功效

润肺、清痰、清热，适用于风寒袭肺。

红糖姜枣汤

材料

生姜 15 克，红糖 30 克，大枣 3 枚。

做法

锅中加 3 碗水，加入红糖、生姜、大枣煎至水蒸发过半。一次饮尽，服后出微汗即可缓解。

功效

祛风散寒，适用于风寒袭肺型。

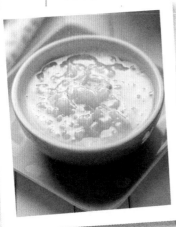

生姜被称为"呕家圣药"，也可用于止呕。

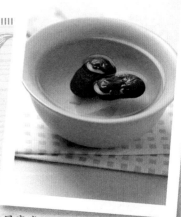

风寒感冒时也可饮红糖姜枣汤。

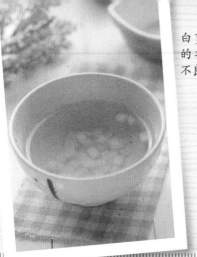

白萝卜有消食的功效，消化不良时也可吃。

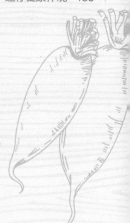

饮食护理

出现咳嗽时，**消化功能会减退**，因此护理时，在饮食方面应给予患者**好消化、富有营养**的食物。

煮萝卜水

材料

白萝卜 50 克。

做法

将白萝卜洗净，切丁，放入小锅内，加大半碗水，大火烧开后，再改用小火煮 5 分钟。等水稍凉后即可饮用。

功效

祛痰止咳，适用于痰热壅肺型。

杏苏葱豉汤

材料

葱、生姜、紫苏各 5 克，杏仁、淡豆豉各 10 克。

做法

杏仁捣碎，葱切碎。将杏仁与生姜、淡豆豉、适量水一起置砂锅中大火煎煮 20 分钟，再放入紫苏、葱碎，煮 5 分钟起锅，代茶饮用。

功效

辛温解表，适用于风寒袭肺型。

川贝雪梨汤

材料

鸭梨 100 克，川贝母 3 克，桔梗 5 克。

做法

鸭梨洗净，去核，切片；川贝母捣碎。鸭梨、川贝母、桔梗与适量水一起置砂锅中煎煮 30 分钟，去渣取汁，加入适量冰糖即可。

功效

润肺止咳，适用于痰热壅肺型。

便捷中成药

风寒袭肺型	痰热壅肺型	痰湿蕴肺型
通宣理肺丸 杏苏止咳糖浆	清肺消炎丸 复方鲜竹沥液	二陈丸 橘红痰咳颗粒

其他常用药

养阴清肺膏
百令胶囊